腹腔镜手术基础培训教程

主　编　卢冠军

副主编　王　琦　哈春芳　侯春丽

编　者（以姓氏笔画为序）

卜　阳　马　文　马良宏　王　琦　王　皓　牛建国

卢冠军　师新荣　吕志勇　朱继红　刘　昆　李明明

李培军　杨　宝　汪乐新　张　强　张喜文　陈　华

陈本栋　虎小忠　赵志军　胡志强　柳　杨　哈春芳

侯学红　侯春丽　钱海权　高　裕　唐振宁　梁昇平

韩利忠　揭育祯　舒　超

科学出版社

北　京

内 容 简 介

《腹腔镜手术基础培训教程》共15章，第1～7章介绍了腹腔镜手术的发展史，腹腔镜手术的设备及器械，腹腔镜手术的术前准备及术中注意事项，腹腔镜手术的并发症及防治，腹腔镜手术的资格训练；第8～15章介绍了腹腔镜技能实践培训相关知识、腹腔镜基本技能操作及腹腔镜动物实验等方面的知识。全书通过图片、文字等重点介绍了腹腔镜手术的操作技术关键动作，内容充实、实用，且融入了作者在腹腔镜基础培训中的体会，使读者对腹腔镜的基础知识有更广、更深的认识。

本书实用性强，不仅可供临床医学专业本科生、研究生和住院医师规范化培训人员在临床学习中应用，还可作为年轻医生的参考用书。

图书在版编目（CIP）数据

腹腔镜手术基础培训教程/卢冠军主编.—北京：科学出版社，2022.7
ISBN 978-7-03-072678-0

Ⅰ.①腹…　Ⅱ.①卢…　Ⅲ.①腹腔镜检－外科手术－教材　Ⅳ.① R656.05

中国版本图书馆 CIP 数据核字（2022）第 111406 号

责任编辑：王　颖/责任校对：宁辉彩
责任印制：李　彤/封面设计：陈　敬

科学出版社 出版
北京东黄城根北街 16 号
邮政编码：100717
http://www.sciencep.com
北京中科印刷有限公司 印刷
科学出版社发行　各地新华书店经销
*
2022 年 7 月第　一　版　开本：787×1092　1/16
2023 年 2 月第二次印刷　印张：7
字数：180 000
定价：88.00 元
（如有印装质量问题，我社负责调换）

主 编 简 介

卢冠军　宁夏医科大学总医院泌尿外科主任医师，教授，硕士研究生导师。宁夏医科大学总医院心脑血管病医院副院长，中国医师协会临床精准医疗专业委员会全国委员，中华医学会器官移植学分会青年委员，中国抗癌协会泌尿男生殖系肿瘤专业委员会青年委员，中国医师协会泌尿外科医师分会肾上腺性高血压外科协作组委员，中国人体健康科技促进会泌尿男生殖系肿瘤专业委员会委员，中国研究型医院学会泌尿外科学专业委员会青年委员，中国性学会泌尿外科学分会常委，宁夏医学会泌尿外科学分会委员，宁夏医师协会泌尿外科医师分会委员，担任《医学参考报》泌尿外科学专刊编委、《现代泌尿外科杂志》等杂志审稿专家。

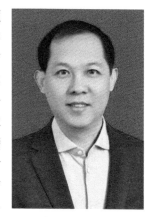

近 20 年来，专攻腹腔镜微创泌尿外科，开拓创新，精于钻研，对腹腔镜外科应用解剖学有较深入研究，擅长肾上腺、肾脏、膀胱、前列腺等泌尿系统疾病及男科疾病的诊治，在泌尿外科腹腔镜手术方面积累了丰富的经验，使周边数万名患者受益。近 5 年来，在宁夏医科大学总医院腔镜培训中心组织开展腔镜培训班五十余期，培训学员近千人，助推了西北地区腹腔镜微创技术的应用与开展。主持国家自然科学基金项目 2 项，多次在全国手术视频大赛中获奖。主持的"实验外科手术学"课程获批 2020 年省级一流本科课程。主参编专著、教材五部，发表核心期刊学术论文数十余篇。

前　　言

随着医学科学技术的不断发展，腹腔镜手术已广泛应用于临床科室，其适应证范围也不断扩大，从治疗良性疾病到根治恶性肿瘤，从病变的完整切除到复杂器官重建手术，其手术步骤和操作规范也逐步获得完善和改进。目前，国内许多县、市级以上医院不同程度地开展了腹腔镜检查和治疗性手术，但部分临床医生对腹腔镜的工作原理、手术适应证、手术器械使用技巧及能量器械的正确使用等方面仍了解较少，因此，普及腹腔镜手术基础知识势在必行。

外科手术设备的不断更新及新型器械的不断创新加速了腹腔镜手术的普及与发展。近10年以来腹腔镜手术在微创外科领域取得了快速发展，深受广大外科医生和患者的认可。部分年轻医生对腹腔镜基础知识缺乏系统化的认识，为了使他们更好地掌握相关知识，我们编写了本书。

本书共有15章，第1～7章介绍了腹腔镜手术的发展史，腹腔镜手术的设备及器械，腹腔镜手术的术前准备及术中注意事项，腹腔镜手术的并发症及防治，腹腔镜手术的资格训练；第8～15章介绍了腹腔镜技能实践培训相关知识、腹腔镜基本技能操作及腹腔镜动物实验等方面的知识，同时也融入了自己在腹腔镜基础培训中的体会，这些内容皆为临床医生必须掌握的基础知识。腹腔镜手术的学习是漫长而艰辛的过程，每个外科医生需要具备基本的基础腹腔镜技能，包括腹腔镜术野（手术视野）的显露、组织分离、止血、缝合等训练，力争将腹腔镜基础技能培训做到程序化，以快速、准确地完成操作。因此本书的重点在于介绍腹腔镜的基础理论知识和腹腔镜下的基本操作技巧，使读者对腹腔镜的基础知识有更广、更深的认识。本书实用性强，不仅可供临床医学专业本科生、研究生和住院医师规范化培训人员在临床学习中应用，还可作为年轻医生的参考用书。

由于作者手术经验及水平有限，难免存在不足之处，希望读者能给予宝贵意见。

卢冠军

2021 年 2 月

目　　录

前言 ……………………………………………………………………………… i

第 1 章　腹腔镜手术的历史、现状与发展 ………………………………… 1

第 2 章　腹腔镜手术的设备 ………………………………………………… 5

第 3 章　腹腔镜手术的器械 ………………………………………………… 21

第 4 章　腹腔镜手术的术前准备 …………………………………………… 28

第 5 章　腹腔镜手术的术中注意事项 ……………………………………… 34

第 6 章　腹腔镜手术的并发症及防治 ……………………………………… 41

第 7 章　腹腔镜手术的资格训练 …………………………………………… 52

第 8 章　腹腔镜技能实践培训 ……………………………………………… 64

第 9 章　抓持传递 …………………………………………………………… 72

第 10 章　定向训练 ………………………………………………………… 75

第 11 章　剪切技能 ………………………………………………………… 78

第 12 章　缝合与打结 ……………………………………………………… 81

第 13 章　扶镜基础训练 …………………………………………………… 90

第 14 章　虚拟现实模拟训练 ……………………………………………… 95

第 15 章　腹腔镜动物实验 ………………………………………………… 98

第1章　腹腔镜手术的历史、现状与发展

一、腹腔镜手术的历史

　　腹腔镜外科起源于20世纪初，其发展历史至今已有100多年。最初，医生只是想了解患者的腹腔构造。1901年，迪米特里·奥特（Dimitri Ott）医生在俄国做妇科医生，利用一个特制的带肩托及腿托的床，置患者于45°头低足高位（Trendelenburg位，即头低足高仰卧位）进行观察，需要说明的是45°的头低足高位，一定需要特制的肩托及腿托。Ott医生切开患者阴道的后穹隆，再用牵开器拉开创口，以头顶上的额镜反光作为光源，观看腹腔内的构造。因此，Ott医生是第一位用内窥镜窥视盆腔及腹腔的医生，其目的只是检查腹腔的病情，但是，他认为某些盆腔甚至腹腔内肠管手术可经此途径完成，还提出了两点有利于显露的注意事项：一是体位，逐渐增加头低足高程度，使肠管移位到横膈的位置；二是不断地加深全麻程度，以保持视野不受肠襻的干扰。他将这种技术称为"腹腔镜检查术"（ventroscopy）。1902年，德国外科医师乔治·克林（Georg Kelling）发表了一篇题为《食管镜、胃镜及腹腔镜的使用》的论文，他描述的腹腔镜为Celioscopy，其方法与今天的腹腔镜有所类似。他以动物为实验对象，先穿刺腹腔注入已过滤的空气形成气腹，提供观察的空间；然后局麻，穿入一个套管，再引入一个较细的膀胱镜（1878年由Nitze所发明）来观察腹腔。因此，可以说Kelling是第一位应用内腔镜经腹部创口进入动物腹腔内进行检查的人。1910年，瑞典医师汉斯·克里斯蒂安·雅各布（Hans Christian Jacobaeus）第一次将该技术应用于人身上，并发表了有关腹腔镜检查的文章，他选择了腹水患者，先抽出腹水再形成气腹，之后还应用于胸腔积液患者，故有"胸、腹腔镜术"之称。后期又进一步扩大用于非腹水患者，为72例患者做了115次胸、腹腔镜检查，确诊了梅毒、结核、肝硬化及恶性肿瘤。虽然Kelling后来也将腹腔镜应用于临床，但相关学者还是认为腹腔镜的临床应用始于Jacobaeus。1911年，外科医师伯恩海姆（Bernheim）受到Jacobaeus的启发在美国开展了腹腔镜检查术，并报道了2例动物实验及2例患者的腹腔镜检查，其中1例是美国外科之父霍尔斯特德（Halsted）的患者，因有黄疸而经腹腔镜诊断为胰腺癌，没有发现转移灶，后来这例患者经剖腹证实。另一例经腹腔镜检排除了胃溃疡而确诊为慢性阑尾炎。Bernheim的方法是经上腹一小切口置入直肠镜，用以窥探胃大弯、胃小弯、胆囊及肝脏。后来他又进一步在胃上做一小切口以检出胃溃疡。这是美国有关腹腔镜技术应用最早的文献报道，但在以后一段时期并无进展。实际上在欧洲却有许多学者在Jacobaeus的启发下先后进行了自己的工作，都有自己的观点和方法上的改进。后来，德国一家公司在1918年介绍了一种吸入针并应用于腹腔镜气腹的建立，然后行腹腔镜观察；瑞士医师佐里科夫（Zollikofer）在1924年发表的文章中建议使用CO_2建立气腹，这种方法最直接的原因是CO_2易吸收并由肺脏排出，并且不易爆炸，不易发生气体栓塞。1929年，德国肝病学家考克（Kalk）报道了100例应用他设计的135°腹腔镜，并真正将腹腔镜用于诊断性检查，并在1951年报道了2000多例腹腔镜检查的病例经验，因此Kalk被认为是德国腹腔镜技术的奠基者也是腹腔镜肝胆病诊断的创始人。自此，腹腔镜检查已成为常用的诊断方法。

　　腹腔镜若想成为一个独立的技术，离不开光学系统、摄像系统、气腹机、手术器械等。

20 世纪 50 年代末，弗兰肯海姆（Frangenheim）用玻璃纤维作为腹腔镜的光传导体，即光纤，使光损失更少，腹腔镜光照度更大，图像更清亮，为腹腔镜的广泛应用带来了光明。1964 年，德国的妇科医师库尔特·席姆（Kurt Semm）发明了自动气腹机，为腹腔镜操作奠定了坚实的基础。20 世纪 80 年代，微型摄像机出现并融入了医学器械，摄像机和腹腔镜的结合促进了内镜外科进一步发展，使腹腔镜技术发生了革命性的变化，出现了质的飞跃。摄像机把腹腔镜的图像传送到监视器上，图像和视野扩大化、屏幕化，图像比取景窗的小框更加清晰，更重要的是，手术不再是术者一人可看到腹腔内的手术，助手和器械护士等均可同时观看，以及助手与护士参与配合共同完成腹腔镜操作。发展至此，腹腔镜的操作可以完成较为复杂的手术，这为腹腔镜外科的发展奠定了非常重要的基础。1972 年，美国妇科腹腔镜协会成立，完成腹腔镜输卵管结扎（绝孕术）已超过几百万例。当时洛杉矶的 Cedars Sinai 医学中心的近 1/3 的妇科医生使用了腹腔镜来进行诊断或治疗。1980 年 9 月，Kurt Semm 首次成功地用腹腔镜技术进行了阑尾切除术，并将腹腔镜技术率先引入外科手术治疗领域。但遗憾的是，当时的外科医生特别是普外科医生对腹腔镜技术并没有加以广泛的应用。

1980 年，Kurt Semm 还设计了腹腔镜手术模拟器来训练腹腔镜手术，为现代腹腔镜外科揭开了辉煌的一页。1987 年 3 月 17 日，妇科医生菲利浦·莫海（Philippe Mouret）在法国里昂为一位女患者施行腹腔镜盆腔粘连分离术后，又切除了有结石的胆囊，完成了世界上首例临床腹腔镜胆囊切除术（laparoscopic cholecystectomy，LC）。因当时并未能广泛宣传和报道，直到 1996 年才见到他回忆当年手术过程的文章。他这样写道："Before that，there was nothing，after that there was laparoscopic surgery"。这一事件具有划时代的意义，被誉为外科发展史上的里程碑，亦被公认是现代微创外科的起源。现在腹腔镜下胆囊切除术已成为治疗胆囊结石和胆囊息肉等疾病的常规方法。1989 年，比利时达勒马涅（Dallemagne）使用腹腔镜技术治疗胃食管反流；1991 年，美国雅各布斯（Jacobs）进行了首例腹腔镜结肠切除术，同年日本北野（Kitano）完成了首例腹腔镜远端胃癌 D1 根治术，此时腹腔镜外科成为最具活力的领域，胃部分切除术、胃空肠吻合术、脾切除术、肾上腺切除术、胆总管切开取石术和疝修补成形术等手术的相继完成，标志着腹腔镜技术不断成熟，腹腔镜手术逐渐实现精准化、功能化。

在亚洲，1990 年 2 月在新加坡开展了第一例 LC，而我国腹腔镜外科发展起步较晚。1991 年 2 月 19 日，我国云南曲靖地区第二人民医院荀祖武等在我国独立施行首例电视腹腔镜胆囊切除术，之后，LC 在北京、天津和上海等地相继开展，标志着现代微创外科在我国的萌芽。随后腹腔镜技术在我国得到迅速发展，1993 年上海瑞金医院首次开展了腹腔镜乙状结肠癌根治术，1995 年上海长海医院进行国内首例腹腔镜胃大部分切除术，同年我国成立了全国腹腔镜外科学组，进一步促进了腹腔镜技术的推广。2000 年以后，随着腹腔镜器械的改进和手术医师技术的提升，腹腔镜技术得到进一步发展，中国人民解放军总医院张旭教授致力于腹腔镜技术在泌尿外科的应用研究，完善了适合我国国情的以腹膜后入路为特色的泌尿外科腹腔镜手术体系，极大地推动了中国泌尿外科腹腔镜技术的发展。2005 年，上海瑞金医院郑民华教授在国内完成首例腹腔镜胰十二指肠切除术，标志着我国腹腔镜手术可以完成除肝移植以外最复杂的普通外科手术。进入 21 世纪后，随着腹腔镜技术的成熟，许多腹腔镜手术可实现精准化，并不断应用于心胸外科、泌尿外科、妇科等专科手术。

二、腹腔镜手术的现状

目前，国内许多医院已不同程度开展腹腔镜手术，但由于医疗资源分布不均匀、各个地区经济水平发展不平衡，导致部分中小城市医院只能使用单一的腹腔镜设备开展相对简单的腹腔镜手术，尤其在腹腔镜恶性肿瘤根治手术方面技术水平差异大，尽快普及微创技术是目前面临的巨大挑战。另外，开放性手术在我国已有上百年历史，我国腹腔镜发展过程中，很多医生都是在实践中积累手术技巧和经验，而对腹腔镜器械的使用方法和技术操作还欠规范。美国胃肠内镜外科医师学会于 2004 年发布了腹腔镜外科学基础认证（fundamental of laparoscopic surgery，FLS）项目，用于评估外科医师的腹腔镜手术操作水平。FLS 项目是一个基于网络的综合性教育模块，包括一个实践技能教育模块和一个可以提供基础知识的评估工具，并教授基础腹腔镜手术必需的生理学和技术技能。FLS 认证项目理论部分纳入了腹腔镜手术的相关知识，涉及腹腔镜设备及其配件的组成和性能，腹腔镜的工作原理与使用，腹腔镜手术对人体相关生理、病理的影响，腹腔镜手术器械的选择，能量器械的使用和故障的排除，麻醉及其药物的选择，手术体位、医护配合等细节以及可能带来的相关并发症。操作技能考试由 5 个模块组成，包括短桩转移、精确切割、套扎、体内打结和体外打结。而国内目前缺乏具有权威性的腹腔镜培训教材及适合我国的腹腔镜技术认证考核标准，针对目前腹腔镜普及情况，建立分级考核制度是非常必要的。一些较大的医学中心具有腹腔镜培训中心和动物实验等现代化教学条件，同时经常开展各种腹腔镜培训班，但是实际操作时间仍然较少，尤其对于住院医生，这使得各个地区腹腔镜操作水平存在巨大差异。所以加强腹腔镜理论知识学习和技能培训的强度，建立微创医学概念，扩大学习范畴，增加训练时间是年轻医生快速掌握腹腔镜基本技能行之有效的方法。

进入 21 世纪，以腹腔镜技术为代表的微创外科飞速发展，微创手术的适应证不断增加，微创开始作为一种技术被应用到各个专业。手术设备、手术技术也不断创新，从 2D 到 3D 腹腔镜，从多孔到单孔，以及经自然腔道内镜手术，从普通腹腔镜到机器人辅助腹腔镜技术，腹腔镜外科的发展进入一个崭新的时代。

三、腹腔镜手术的发展

腹腔镜外科未来的发展方向主要有以下几个方面。

（一）单孔腹腔镜手术

单孔腹腔镜手术更接近常规腹腔镜手术，技术可行性更高，相对于经自然腔道内镜手术的入路，避免了自然腔道的损伤以及感染等问题。但是，由于单孔腹腔镜手术入路的限制，使得单孔腹腔镜手术的发展在很大程度上依赖于手术器械的进步，不仅需要使用专门设计的多通道、可变形穿刺套管，加长的、有角度、可弯曲和直径细的摄像镜头以及专用可弯曲器械等，还要克服使用常规腹腔镜器械时手柄在体外拥挤碰撞、长度不够等问题，来满足腹腔镜手术操作所需的基本角度和空间，提供手术操作的方便和安全。

（二）经自然腔道内镜手术

经自然腔道内镜手术是指使用软式内镜经口腔、食管、胃、结直肠、阴道、膀胱等自然腔道进入体腔，进行内镜下操作。其优点是真正意义上"无瘢痕"，更符合人们对微创手术的心理需求。缺点包括：

（1）由于软式内镜的局限性，目前难以完成复杂手术，需要器械改进才能进一步提升手术能力。

（2）患者的安全性问题，如自然腔道损伤与腹壁软组织损伤的代价比，以及自然腔道损伤的近远期修复等问题都有争议。

（3）自然腔道的手术污染导致的感染预防问题也尚待解决。

◢（三）机器人辅助腹腔镜手术

机器人辅助腹腔镜手术系统使外科手术的微创化、功能化、智能化和数字化程度大大提高，目前已在腹部外科、泌尿外科、心胸外科、妇科等领域逐渐普及。

1. 优势

（1）3D 手术视野：3D 手术视野使得解剖标志和解剖层次更加清晰明了，进行精细操作中不易发生组织损伤；使缝合、打结等腹腔操作难度降低，一定程度上缩短手术时间。

（2）操作更稳定、更精确、更灵活：应用 3D 腹腔镜系统进行手术操作能获得更明显的视野纵深感和更强的空间定位性，能够在腹腔镜下完成一些精细定向操作，并对缝合时持针器的换手操作、打结时持针器的三维立体判断都有非常重要的帮助。

（3）可远程操作：3D 腹腔镜系统能完整地呈现手术视野的立体感，使其在临床外科手术操作、观摩及教学中拥有特别的优势，并对远程会诊带来便利。但也具有高成本、耗时长、操作相对复杂、非直接反馈等劣势。

2. 机器人辅助手术设备未来的发展趋势

（1）设备微型化：目前的手术机器设备存在体积过于庞大、外形笨拙，灵敏度低等主要缺点，随着科学技术的发展，机器人设备会越来越精巧，能够通过患者的自然开口进入体内，使术中失血更少、创口更小，有利于减少手术并发症。

（2）具有可视化触觉反馈系统：未来，机器人辅助设备可以通过增强深度感知和现实的可视化感知以及通过虚拟固定装置的触觉及触觉反馈，从而为外科医生提供更好的反馈。

（3）使远程手术成为可能：虚拟现实技术与网络技术结合，可以使得医生亲自对远程的患者进行一定的手术操作，不过这种利用机器人"隔空操刀"的方式对医生的操作技巧与相关设备要求也很高。

（4）手术机器人的智能化：未来机器人将应用仿脑技术，通过计算机技术模拟人类思维模型，使得在进行手术时，面对复杂情况时机器人能够拥有自主分析能力。

参 考 文 献

刘军, 金岚, 张忠涛. 2016. 外科专业型研究生微创腔镜技能培训重要性的认识 [J]. 继续医学教育, 30(8): 27-29.

那彦群. 2013. 泌尿外科腹腔镜技术发展现状和存在问题 [J]. 中华外科杂志, 51(4): 293-294.

余江, 赵刚, 刘凤林, 等. 2014. 腹腔镜外科学基础认证项目专题讨论 [J]. 中华消化外科杂志, 13(9): 674-677.

郑民华. 2010. 中国腹腔镜外科的现状与进展 [J]. 中华腔镜外科杂志 (电子版), 3(1): 1-6.

郑民华, 马君俊. 2014. 我国腹腔镜外科的发展与国际化 [J]. 上海医药, 23: 1-3, 16.

第 2 章　腹腔镜手术的设备

一、摄像系统

（一）腹腔镜

腹腔镜（图 2-1）是腹腔镜手术体系中最重要的设备，多采用柱状透镜系统，具有导光性好、视野广、亮度均匀、景深长和立体感强等特点。腹腔镜因其前端斜面不同而使视野的中心与镜身的长轴形成不同的夹角，即视角，如 0° 腹腔镜正视前方容易掌握，适用于初学者。30° 腹腔镜临床较为常用，其优点在于可改变视野，减少盲区，可从不同的角度观察同一结构，有利于医生形成立体印象，还可以减少腹腔镜与器械之间的相互干扰。值得一提的是，针对一些较为特殊的手术要选择角度大于 30° 的腹腔镜。另外，腹腔镜还有直径和长度的差异，通常用的腹腔镜直径为 10mm，而诊断性腹腔镜通常的直径为 5mm 或 7mm。腹腔镜镜身长度为 280 ～ 330mm 不等。另外还有直径 2mm 或 3mm，长度 280mm 的微型腹腔镜，因其管径小，也称为针式腹腔镜。腹腔镜会产生不同倍数的放大作用，放大倍数与腹腔镜和观察物的间距成反比，即镜身与观察物越接近，则图像放大倍数越高，一般最多可放大 4 ～ 6 倍。

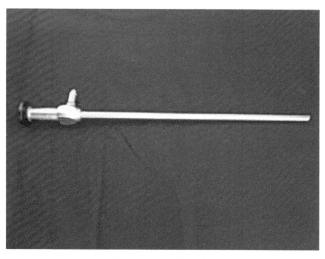

图 2-1　腹腔镜的镜头

腹腔镜的镜温一般低于体温，在放入腹腔之前，除擦净物镜和目镜外，还要适当加温镜头，以免镜头雾化。加温时用温水浸泡，水温应低于 50℃，过高的水温可能因为金属与玻璃膨胀系数不同而有水汽进入镜体内，使物镜模糊。亦可在镜面涂擦无菌抗雾剂或碘伏，以防止镜头表面冷凝。有的腹腔镜配有电子加温装置，可有效避免镜头雾化。

（二）冷光源

冷光源（图 2-2）的作用是为手术视野提供照明，冷光源主要有四种：卤素光源、氙光源、金属卤素灯及低温弧光冷光源，常用的是前两种。之所以叫冷光源，是因为在光源与

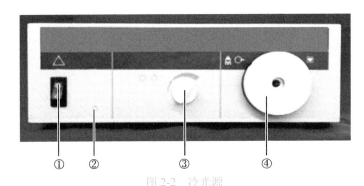

图 2-2 冷光源
①电源开关；②灯泡寿命指示灯；③亮度调节旋钮；④导光束接口

灯泡之间有一层隔热玻璃，所以光缆亮度很强，但产热少。此外，冷光源主要源于灯泡产生的热能，随红外线光谱滤过逐渐减少，尤其是在光导纤维传输过程中，热能会逐渐消失。冷光源分为普通冷光源和自动冷光源，普通冷光源一般设为连续可调或数挡，使用时需手动调节；自动冷光源是在普通冷光源的基础上加上亮度反馈，也就是在摄像系统视频信号控制下自动调整光强输出系统。自动光源的调节系统是一块集成电路板，装在光源内来调节光强输出，它和摄像系统的电子快门具有同样的功能，都可以自动调节光的强度。所以在选配光源时，要了解摄像系统的情况。用于腹腔镜的冷光源一般都有两个灯泡，以便当术中灯泡损坏时可立即切换到另一个灯泡。卤素灯或金属卤素灯应选用功率大于 150W 的，一般 250W 的灯泡已能够满足临床需要；临床所用的氙灯光源为 300W 全自动光源，色温 6000K，亮度强，而且能自动调节腹腔镜亮度，是目前最常用的最亮、最可靠的光源，灯泡使用寿命可达 2000 小时。使用该类光源可获得腹腔内解剖结构的最佳成像质量和精确的图像色彩。光源具有待机模式，可由处于无菌区的摄像头来控制。

（三）摄像设备

电荷耦合器（charge-coupled device，CCD）芯片的发明，解决了摄像机微型化问题。将摄像机接口连接到腹腔镜目镜端，并和监视器相连后，可以将腹腔内的图像清晰地呈现在屏幕上。目前主流的腹腔镜手术摄像系统为高清摄像系统（图 2-3），使用三晶片高清摄像头和高清显示器，能输出分辨率为 1920×1080 像素的高清图像，以 16 ：9 模式，为术者带来更多的图像细节。其摄像主机内置有高清图片抓取系统和影像刻录系统，并能连接各种移动存储设备和打印机。

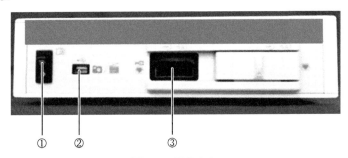

图 2-3 摄像主机
①电源开关；②USB 接口；③摄像头插口

3D 腹腔镜是近年来在高清摄像系统基础上新发展的腹腔镜摄像系统，利用类似人体双眼的左右两个晶片分别成像，经过 3D 摄像主机将两个图像组合在一起产生 3D 图像，将 1920×1080 像素信号输出至 32 英寸偏振监视器上，术者及助手需佩戴偏振式 3D 眼镜观看。对于纵深较大的手术，3D 腹腔镜可再现真实的三维立体视觉，呈现手术视野的立体感，有助于提高手术操作的精确度和手眼协调程度。

（四）监视设备

腹腔镜手术所用的监视器一般为彩色监视器，分辨率一般可达到 1920×1080 像素。一般大小为 26 英寸以上的监视器可满足手术要求。现在普遍所用的监视器（图 2-4）能实现 2 种以上信号输入和处理。

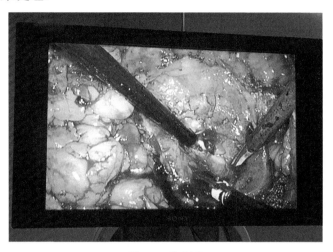

图 2-4　监视器

（五）光缆设备

内镜的光缆又称为导光束（图 2-5），用于连接腹腔镜和冷光源。一般用光导纤维导光束。每根光导纤维直径为 10 ～ 25μm，每根导光束含有多达 10 万根光导纤维。常用导光束直径有 1.6mm、2.5mm、3.5mm、4.5mm 等多种规格。导光束由一束可弯曲的光导纤维组成，具有高质量的光传送功能，由具有全反射特性的光导纤维组成。当光线自冷光源发出，经过导光束的一端射入时，由于反复的全反射，光线由纤维的另一端射出，光线不至于泄漏。每种导光束适用的冷光源与腹腔镜不同，需配套使用，且所有的连接处均应妥善固定，防止光线泄漏及导光束滑脱，导光束要轻拿轻放，粗暴操作可使光导纤维断裂，使光线的传输受影响。需要注意的是，不同导光束结构中都含有 10 万条以上光导纤维，再加上光导纤维较细，所以在实际应用过程中，经常会出现折断现象，会对光线输送过程造成影响。因此，需要相关操作人员加以高度关注。

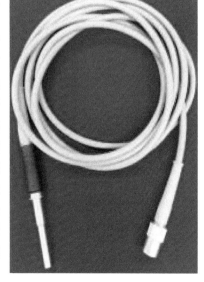

图 2-5　光缆设备

二、气腹形成系统

为了增加腹腔空间以适应手术操作，腹腔镜手术还要建立气腹，既有利于观察，又使腹腔内器官可以活动。气腹好坏是进行腹腔镜手术的关键。气腹形成系统主要由气腹机、二氧化碳钢瓶、气体输出连接管道组成。

对人工气腹的气体原则上要求：无色、无可燃可爆性、不易吸收或吸收后可迅速排泄、无助燃性和在血中溶解度高不易形成气栓等。目前可供人工气腹用的气体有：空气、氧气、二氧化碳、氧化亚氮和氩气等惰性气体。最初，腹腔镜检查是用空气或氧气作为填充气体，然而氧气在腹腔内有爆炸的危险，且空气或氧气在血液中溶解性差，容易引起静脉栓塞。1970～1980 年妇科手术首选氧化亚氮作为充填气体，它具备价格低廉，制备方便及患者疼痛轻等特点。与二氧化碳相比，氧化亚氮不能抑燃，应用期间曾发生两例术中爆炸事件。因此，限制了氧化亚氮在治疗性腹腔镜手术中的应用。氩气可溶性极低，进入血液后极易形成气栓。由于二氧化碳在血液中溶解度较高，能有效实现扩散并且不具有助燃性，逐渐成为主要的充填气体，目前临床应用最广泛。但二氧化碳气腹存在对呼吸、循环及代谢等方面的不良影响。虽然对于大多数患者而言，这些影响轻微且不会引起明显的临床症状，但对心肺功能不全的患者，会出现一些并发症，如恶心、呕吐、肩痛、腹痛等。这些并发症通过术前、术中、术后积极地预防和治疗能大大减少。

气腹机（图 2-6）是向患者腹腔内注入二氧化碳的设备，最初的气腹机为半自动，虽然流量低，但是对于诊断性操作已经足够。腹腔镜手术操作时往往有多个工作通道，且需不断更换器械，或行手术视野冲洗、吸引等，使二氧化碳泄漏较快，若不能及时补充，会影响手术视野的显露，加大手术难度和风险。目前常用的气腹机能够自动调节腹内压力，快速注气，对二氧化碳的消耗量进行监测，且设置有钢瓶内二氧化碳压力不足或腹内压超过预置范围的声光报警和故障报警装置，使术者能及时发现有无气腹异常情况出现，提高了手术的安全性。在气腹机的控制面板上通常有四种比较参数的显示：静止的腹腔内压力、实际的注气压力、每分钟气体流量和 CO_2 总消耗量。有些气腹机充气设备还有一个气体加热系统，能够避免在制造气腹过程中患者体温的下降。目前气腹机可实现：①自动循环滤除烟雾，保证手术视野清晰；②实时监测气腹压力，保证气腹压力恒定；③配有过滤器，

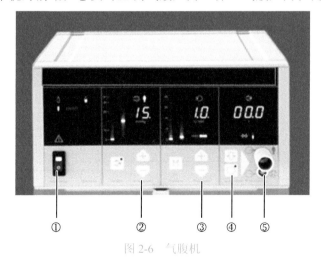

图 2-6 气腹机
①电源开关；②压力调节按钮；③流量调节按钮；④充气开关；⑤充气口

杜绝烟雾排放到手术室，保证医护人员的健康。气腹机的流量控制常分为低流量、中流量和高流量三挡，可根据需要设定。当把腹腔内压力设置在 15mmHg（1mmHg=0.133kPa）时，气体高流速仍受套管针直径的限制，一般无任何操作器械通过时，10mm 套管针可通过二氧化碳气体的最大流速约（6.5±0.5）L/min。气腹压＞25mmHg 时，二氧化碳气体吸收明显增加，下腔静脉回流减少，同时由于对膈肌的压迫，使通气受限，导致患者酸中毒。一般手术腹腔内压力维持在 12 ～ 15mmHg（1.6 ～ 1.9kPa）为宜。当腹腔压力下降时，全自动气腹机会根据预设的腹腔压力和充气速度向腹腔内充气；当达到预设的腹腔压力时，自动停止充气。目前使用的全自动气腹机充气速度都能达到 15L/min，最高达到 40L/min。气腹机应置于监视器下方，使术者能方便地看到面板上的各项指标。

三、动力系统

在腹腔镜手术器械系统中，动力系统是提供动力源的根本，具有重要的应用意义。腹腔镜手术器械系统主要分为高频电流发生器、激光系统、内凝固设备以及超声凝固切开装备，不同设备组成结构要发挥其动力特性，以保证系统运行管理效果符合要求。

（一）高频电刀

在实际腹腔镜手术体系中，高频电流发生器最关键的作用就是为切开和凝固止血操作提供高频形式的电流能量。目前，较为常见的电流能量有单极、双极以及混合极三种形式。1924 年，库欣（Cushing）将博维（Bovie）设计的高频电刀技术引入外科手术中，至今电刀已经历了火花塞放电、大功率电子管、大功率晶体管、大功率省电的 MOS 管时代的变更。

高频电刀（高频手术器，图 2-7）是一种取代机械手术刀进行组织切割的电外科器械。它通过有效电极尖端产生的高频高压电流与机体接触时对组织进行加热，实现对机体组织的分离和凝固，从而起到切割和止血的目的。它的工作原理是利用电流通过机体所产生的电热能，使组织内的水分汽化蒸发，从而使组织凝固或者分离，像传统的"刀"一样。所谓高频，是指电流输出频率在 300 ～ 2000kHz，电流密度为 $10^4 \sim 10^8 A/cm^2$，工作温度可达 100 ～ 200℃。在特定区域传导相同能量时，细薄工具传导更加精确，同时对周围组织影响范围更小。其中电切是以高能量作用于组织，电流在接触部位瞬间产生大量热量，使

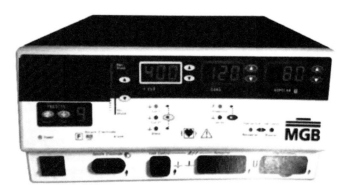

图 2-7　高频电刀

细胞破裂、气化，从而使组织分离；电凝是以相对较低的能量作用于组织，所产生的温度和热效应导致细胞脱水、蛋白质变性、组织失活和小血管封闭。

1. 高频电刀的工作模式

高频电刀主要有两种工作模式：单极和双极。

（1）单极模式：用一完整的电路来切割和凝固组织，该电路由高频电刀（图 2-8）内的高频发生器、患者极板、接连导线和电极组成。在大多数的应用中，电流通过有效导线和电极穿过患者，再由患者极板及其导线返回高频电刀的发生器。它是将高电流密度的高频电流聚集起来，直接摧毁与有效电极尖端接触点之下的组织。当与有效电极相接触或相邻近的组织或细胞的温度上升到细胞中的蛋白质变性的时候，便产生凝血。为避免在电流离开患者返回高频电刀时继续对组织加热以致灼伤患者，单极装置中的患者极板必须具有相对大的和患者相接触的面积，以提供低阻抗和低电流密度的通道。分为电切和电凝两种模式。

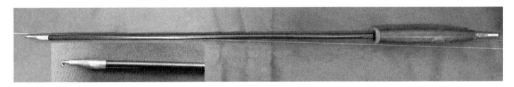

图 2-8　单极电钩

1）电切：利用高频发生器可发生高频连续正弦波，其频率可高达 500kHz±50kHz，一般电刀设定人体组织的电阻为 300 ～ 500Ω，这时如用 400W 的电刀就会达到最大功率 380W±20% 的高频电流。这种功率大、频率高的连续正弦波作用于组织细胞时，可产生 500℃以上高温，于是细胞原生质被气化，组织被切割，这就是电切。但如设定的功率小、切割速度慢，则其切缘有一定范围的烧伤凝固，也就是电切同时还有电凝止血作用。所以单极电刀因功率大小、组织密度、切割速度及刀具薄厚等因素在电切的同时就具有不同程度的电凝止血作用。

2）电凝：电凝是利用高频发生器产生的脉冲正弦波或阻尼波。这种波型是在正弦波间出现间断的基线平段，即正弦波与基线平段呈脉冲式的交替出现，脉冲间距离越大则其后的正弦波波幅越高。这种间距拉宽而产生的增大波幅的峰值称为峰因素，是高频电刀电凝止血（不含电切作用）的效力指标和重要参数。电凝波的热效应温度＜ 100℃，它的作用是使细胞脱水变干、蛋白质凝固而达到止血的作用。电凝时因正弦波间断出现故电刀的输出功率自动变小，一般约为电切时输出功率的 1/4，因此一台 400W 的电刀在电凝时，其输出功率最大不过 100W。高频电刀因功率、峰因素的不同，电凝作用也有所不同，根据其电凝作用强弱可分成三类：

A. 强电凝：其特点是快速强效、深度范围为 5mm，夹住直径为 1 ～ 1.5mm 的小动脉也可以止血。

B. 软电凝：其特点是周围坏死组织少，电凝时不产生炭化，不会糊着电极。

C. 表面电凝：即不接触电凝，电极与所凝组织不直接接触，而是利用电极与组织间空气电离产生火花来止血，适用于表浅渗血创面的止血，其深度仅 1mm 左右。

> **☆腹腔镜下单极高频电刀的使用技巧**
>
> 　　腹腔镜手术与开腹手术最大的不同是腹腔镜下的视野具有放大(3～5倍)效应。在腹腔镜视野下，可以清晰看清腹膜上的毛细血管。所以，腹腔镜下电刀的使用技巧就是根据电刀原理，区分好"电切"与"电凝"的差异，充分地应用好电刀的特点，从而产生行云流水般的效果。
>
> 　　(1) 切开时，牵拉组织的张力非常重要。"电切"时被切开的组织张力(表现在组织被牵拉为120°～180°的角度)才能让电刀以最小的面积，产生快速的切开效果(即找寻那种让电刀与组织之间处在一种似接触非接触的临界状态)，让电刀走在组织的间隙中，用电刀的头部不断地去试探分离，这样解剖层次才清晰干净。
>
> 　　(2) 切断小的血管时，可预先凝固，用分离钳夹住、提起、电凝后再撕开，术者动作熟练后可一气呵成。
>
> 　　(3) 电凝要用电刀头部(电极)或分离钳与被凝的组织产生接触止血(功率不要大)。
>
> 　　(4) 对分离面的渗血，可以使用"电喷"功能，也是找寻那种电刀与组织之间处在一种似接触非接触的临界状态。
>
> 　　(5) 分离钳的头部若露出金属部分太多，可用 3M 消毒薄膜包裹以防止误伤。

　　(2) 双极模式：双极电凝(图 2-9)是通过双极镊子的两个尖端向机体组织提供高频电能，使双极镊子两端之间的血管脱水而凝固，达到止血的目的。双极的电流不通过患者身体完成电流回路，电流从双极电凝的输入极经过所作用的组织，再经过输出极回流到高频发生器。它的作用范围只限于镊子两端之间，对机体组织的损伤程度和影响范围远比单极方式要小得多，适用于对小血管(直径<4mm)和输卵管的封闭。故双极电凝多用于神经外科、显微外科、五官科、妇产科以及手外科等较为精细的手术中。双极电凝的安全性正在逐渐被人所认识，其使用范围也在逐渐扩大。

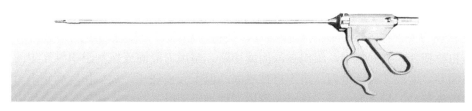

图 2-9　双极电凝

2. 高频电刀的优点

　　(1) 切割速度快、止血效果好、操作简单、安全方便。

　　(2) 与其他电外科手术器械(如激光刀、微波刀、超声刀、水刀、半导体热凝刀等)相比，电刀适应手术范围广，容易进入手术部位，操作简便，性能价格比合理。

3. 高频电刀的使用注意事项

　　(1) 手术室中不得有易燃易爆的气体、液体或其他物质。因为高频电刀手术中会产生火花、弧光，易燃易爆物遇火花、弧光会发生燃烧或爆炸。

　　(2) 带有心脏起搏器的患者一般不建议使用高频电刀，因为高频电刀会干扰心脏起搏器，使之工作不正常甚至停搏。如一定要使用高频电刀，则必须按起搏器的使用说明书规定，确定起搏器有无抗干扰功能，并采取必要而有效的预防措施。

（3）极板必须正确连接和安放，与患者皮肤接触面要足够大，紧贴患者肌肉丰富处。

（4）器械绝缘部分要完好，使用时电极不能接触其他金属部分。

（5）电切、电凝操作必须在腹腔镜视野范围内直视下进行，以避免误伤。

（6）电凝止血效果不佳时，应改用其他止血方法，不可长时间电凝止血。

（7）输出功率不宜过大，最大功率输出不应超过 200W。调试应由小到大，以不产生电火花和过多烟雾为宜。

4. 高频电刀的手术并发症

腹腔镜手术中因高频电刀发生并发症者有较多报道。使用高频电刀时，如中性电极未密切接触皮肤或身体其他部分接触到金属导电体可引起局部电烧伤，应注意避免。高频电刀特别是单极电刀的主要并发症是空腔脏器损伤，如小肠、结肠损伤可致肠坏死穿孔，胆管、输尿管损伤则造成瘢痕狭窄或输尿管瘘的发生。有的损伤可在手术时发现，但多数在术后 1～3 周才出现症状。高频电刀造成的损伤可发生在其作用电极的邻近，但也有发生在远隔部位脏器者。邻近部位的损伤主要由于热传导，因为电凝可产生高于 150℃的高温，电切时可达 500℃左右，其热损伤深度范围为 5mm。远隔部位脏器损伤则是由于电流的传导，导致电流传导到远隔部位而致损伤的原因尚不清楚，有人认为是由于高频电刀电子束的方向失去控制而漂移到远处；也有人认为电阻低的组织如血管、膀胱及肠管等腔内有较多电解质的脏器易使电子束密集于该处而致烧伤。需要引起我们重视的是高频电刀可使安装心脏起搏器的患者发生室颤及停搏，故应列为禁忌。

（二）超声刀

超声刀是 20 世纪 90 年代开发的一种兼有凝固和切割功能的新型手术器械。在动力系统体系内，超声刀具有非常重要的应用价值，它的工作原理是利用超声波发生器使超声刀的金属刀头产生 55500Hz 的机械振动，使得与超声刀相接触的组织细胞内水分被汽化，蛋白质变性，氢键断裂，组织被凝固或切断。超声刀凝固或切割组织时产生的温度在 50～100℃，远低于高频电刀，组织可被凝固，但不会被烧焦，热损伤较高频电刀轻，而且止血效果很好。超声刀的另一优点是凝固或切割组织时只产生水蒸气，不会像电刀那样产生烟雾而影响腹腔镜视野的清晰度。超声刀通常配有直径 5mm 钩状分离刀头、5mm 或 10mm 多用分离剪刀、球形凝血刀头等，可根据不同的手术需要选择使用。有些超声刀则是将超声刀和双极电凝功能组合在一起，合二为一。超声刀集切割、电凝止血、钝性分离于一体。

1. 超声刀的分离特点

（1）在保持凝切功效时，电流不会通过人体传导，故无损伤患者的可能。

（2）热损伤区域小，产生烟雾和焦痂少，明显改善腹腔镜操作视野。

（3）处理血管时省去分离、施夹、剪断等动作，刀柄可作为分离器械，减少更换器械次数。

2. 超声刀的使用技法

超声刀的使用技法可用 6 个字总结：断、划、撑、拨、推、拧。

（1）断（图 2-10）：使用超声刀可以进行锐性分离，同时可以切断、分离组织，保证确切止血，从而使手术视野清晰。

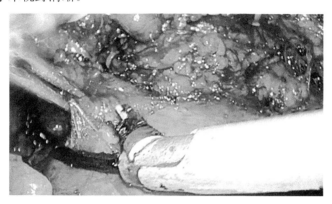

图 2-10　断

（2）划（图 2-11）：类似电刀的使用方法，无血管区域可使用超声刀的刀背划开，如在腹腔镜肾脏手术中打开肾周筋膜。

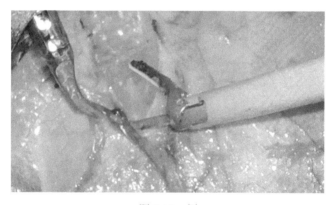

图 2-11　划

（3）撑（图 2-12）：可将超声刀的刀头闭合后插入到血管鞘中或血管的后方，然后撑开，协助分离血管。其功能相当于使用直角分离钳。

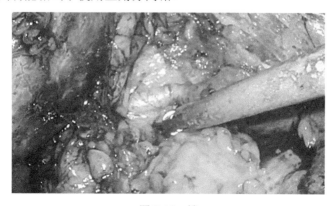

图 2-12　撑

（4）拨（图 2-13）：在处理血管时，将超声刀的刀头闭合，感受组织的力反馈，掌握好力度，顺着血管的方向可有效地拨开血管周围组织，显露血管。

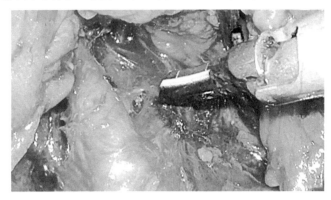

图 2-13　拨

（5）推（图 2-14）：相对于"拨"，推的动作幅度更大。推时应注意寻找组织的触感及力反馈，掌握推的方向、快慢及力量。

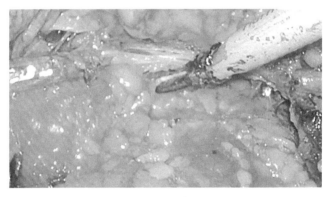

图 2-14　推

（6）拧（图 2-15）：对于无血管但坚韧的组织，可使用超声刀夹持组织，一边做功一边转动刀头切开，目的是增加张力便于加快切割速度。

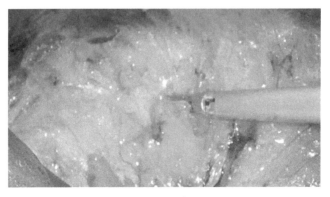

图 2-15　拧

3. 超声刀的刀头结构和应用

超声刀的刀头由两叶组成，其中一叶固定，具有振动功能，称为工作面；另一叶可活动，用于固定组织，无振动功能，称为非工作面。工作面具有不同的棱面，包括夹持面、锐面、弧面和钝鼻头，根据需要可做以下不同的用途。

（1）夹持面可用于"切"，主要夹持和切断血管、组织等。

（2）锐面可用于"刮"，主要用于血管等管腔结构；也可用于"削"，主要用于组织间隙的分离。

（3）弧面（含凹、凸两个面），凹面视觉效果好，不易滑脱，常用于协助"刮"、"捅"等动作的完成；凸面常用于协助推动作的完成。

（4）钝鼻头主要用于"捅"和"推"。

4. 超声刀的优点及使用注意事项

（1）超声刀具有以下优点

1）精确的切割作用，可在重要脏器和大血管旁边进行分离切割。

2）一器多用：分离、切割、止血，切割止血同时完成。

3）没有电流通过人体。

4）较少的侧向热损伤。

5）极少的焦痂和烟雾。

（2）超声刀的使用注意事项

1）需要凝血时将组织处于松弛状态，需要切割时将组织拉紧以增加张力。

2）止血时要找到出血点再钳夹，不要在血液中使用。

3）刀头持续激发时间最好不要超过 10 秒，把组织钳夹在刀头前 2/3 的位置。

4）刀头工作时，工作面避免与金属器械接触。

5. 以某品牌超声刀（图 2-16，图 2-17）为例进行介绍

超声刀是具有高级止血功能的设备，由包含手控按钮（"MIN"表示最小功率等级、"MAX"表示最大功率等级、"高级止血"表示大血管封闭）的人体工程学握持部件组成。握持部件中的集成听觉和触觉机制可指示触发器完全关闭状态。此类器械配备夹钳臂和涂层弯刀，用于贯穿 5mm 的套管针、较大直径套管针中的 5mm 转换帽或未使用套管针的切口。器械轴可以旋转 360° 以便于目测观察

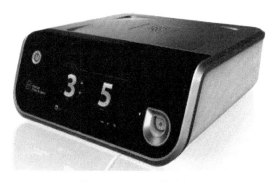

图 2-16　超声刀的主机

和进入目标组织。器械上的 3 个标记用来表示相对血管大小。"MAX"按钮通常用于以最快的速度切割较小血管。"MIN"按钮用于切割稍大的血管，因此切割速度会降低，可操作的人体血管直径为 5mm。"高级止血"按钮针对较大血管设计，适用于直径 7mm 以下的血管封闭，在这种模式下，切割速度进一步降低，而止血效果达到最佳。此类器械采用了自适应组织技术，这使发生器可以在其使用过程中确认及监测器械，进而调节和调整发生器功率输出，并且为使用者适时提供音频反馈。每个超声刀装运时均附带一个无菌、仅供单个患者使用的一次性灰色扭力扳手。在手术完成之前，请勿丢弃该一次性扭力扳手和对其进行灭菌。

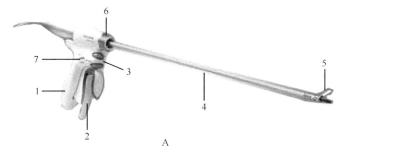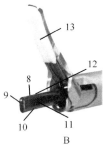

图 2-17 超声刀的手柄（A）及刀头（B）
1.握把；2.关闭柄；3.手控按钮；4.杆身；5.工作头端；6.旋转钮；7.高级止血按钮；8.夹持面；9.钝鼻头；10.普切面；11.弧形头端；12.凸面；13.组织垫片

超声刀的刀头需要与主机配合使用，适于在需要止血及要求将灼伤程度降至最低限度时进行软组织切割。可用于普通外科、整形外科、小儿外科、妇产科、泌尿外科、胸外科、暴露骨性结构（如脊柱和关节腔）的手术、切割和凝闭淋巴管及其他开放和内窥镜手术中电外科器械、激光刀和不锈钢解剖刀的辅助品或替代品。该器械可操作直径为 5mm 的血管。使用"高级止血"手控按钮，可凝固直径 7mm 以下的血管。而以下情况不能使用超声刀：①切割骨质；②以避孕为目的的输卵管结扎手术。

（1）超声刀的装配（图 2-18）：使用无菌技术将超声刀从包装中取出，请勿将超声刀放至无菌区以外。纵向握住手持机时，目视器械远端处，顺时针旋转器械，将其与手持机连

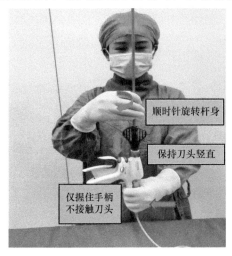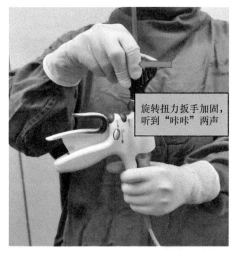

顺时针旋转杆身

保持刀头竖直

仅握住手柄不接触刀头

旋转扭力扳手加固，听到"咔咔"两声

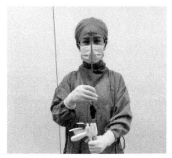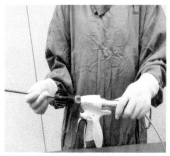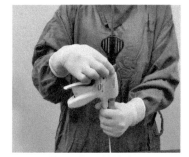

竖直安装　　　　　　错误：未竖直安装　　　　　　错误：使用旋转钮加固

图 2-18 超声刀的装配

接（仅用手指拧紧）。使用扭力扳手（已安装在轴上）拧紧手持机上的刀片。仅抓住灰色手持机，按顺时针方向转动扭力扳手直至听到咔咔两声停止，表明刀片已得到足够的扭矩。

在超声刀装配过程中应注意：

1）不要使用扭力扳手以外的其他任何方法来固定或拆除手持机上的器械。

2）不要用手扭转仪器，这样可能损坏手持机。

3）使用扭力扳手时只握住灰色手持机而不是器械把手。

4）手术完成前不要丢弃扭力扳手。扭力扳手在后续手术中可将器械从手持机移除。在手术完成后可丢弃扭力扳手。

5）将扭力扳手滑至轴上或从轴上滑离时，请谨慎操作以免损坏刀片，并且关闭触发器来夹紧刀臂。

6）将滑动扭力扳手移至超声刀轴上或从轴上移除时，需要谨慎操作，以免手被刀头部割伤。

（2）超声刀的术中自检（图 2-19）：将组装好的手持机和器械连接到发生器上，然后打开发生器电源。使用发生器触摸屏上的"INCREASE"（增加）和"DECREASE"（减少）按钮来选择所需的最小功率。推荐的最低开始功率等级为 3 级。对于较大的组织，使用较高功率等级达到切割速度，而更大面积的凝血则使用较低的功率等级。输送到组织的能量和由此对组织产生的影响受许多因素影响，其中包括所选的功率等级、刀片特点、握力、组织张力、组织类型、病理和手术技术。

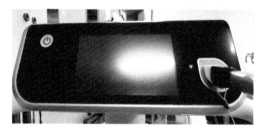
连接手柄和主机

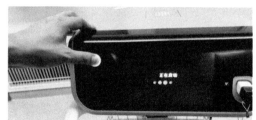
一键开机

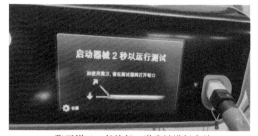
张开钳口，长按任一激发键进行自检

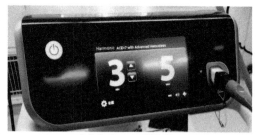
自检完成，可以进行使用

图 2-19　超声刀的术中自检

（3）超声刀的术中清洁（图 2-20）：为获得最佳性能且避免组织粘连，整个手术过程中，激活生理盐水中的器械尖端来清洁器械刀片、夹臂和远末端。术中清洁刀头时应注意：

1）激活仪器时不要与金属接触。

2）不要使用研磨剂清洗刀片。如有必要，可以使用湿润的纱布擦拭器械，去除残留的组织。如果夹臂中仍然可以看到组织，请使用止血钳清除残渣，小心不要启动手持机。如有需要，可断开仪器电源线。

3）钳口完全关闭之前，在"高级止血"模式下不会传送能量。

4）如果封闭时不小心停止激活，需保持夹钳关闭并重新激活。

5）器械刀头处于微活状态时，发生器发出声音提示。当自适应组织技术调整发生器能量供给时，发生器发出第二次声音提示。

6）钳口中存在体液或者有少量组织时产生的高温可能导致不能准确及时发出提示音。

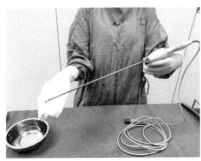 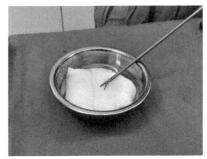

使用湿纱布擦拭 　　　　　　　　　　　将刀头放入无菌水中激发振荡

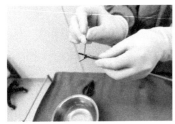 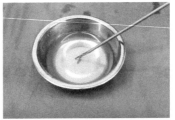 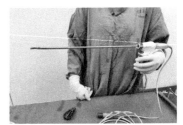

错误：针尖挑拨组织垫片　　　　错误：刀头碰触坚硬物品　　　　错误：钳口关闭空激发

图 2-20　超声刀的术中清洁

（4）超声刀的拆卸：将发生器电源开关旋至"OFF"（关闭）状态。关闭夹臂，并滑动扭力扳手跨过远端，向上滑至轴，直到扳手与轴平面对齐。只握住手持机，逆时针转动扳手来松开器械。手动转动旋钮继续放松，可完全拧开器械。在拆卸超声刀时应注意：

1）拆除手持机上的器械时必须使用扭力扳手。

2）将扭力扳手移动至轴上或从轴上移除时，需谨慎操作避免被刀片头部割伤。

3）背靠刀片拉直扭力扳手可将其移除。

4）把器械弃置于适当的容器中。

（5）超声刀的使用注意事项

1）若刀头或手持机发出高音声响，此为异常现象，表明刀头或手持机的运转不正常。出现这种声音表明手持机可能已经超过使用寿命或刀头连接有误，这可能会导致硅胶杆出现异常高温，并造成操作人员或患者受伤。

2）使用"高级止血"手控按钮可凝固直径 7 mm 以下的血管。

3）积聚在刀片和轴之间的血液及组织可能导致轴远端处温度异常升高。为避免烫伤，术中需清理可见的、积聚在轴远端处的组织。

4）由于配备的能源设备（电外科器械、激光或超声波等），组织烟雾和气溶胶等副产物存在致癌及传染的潜在风险。在开腹手术和腹腔镜检查中都应该采用相应的防护措施，如使用防护镜、过滤罩和高效排烟设备等。

5）不要试图弯曲、锐化刀片，或以其他方式改变刀片形状。这样做可能会造成刀片故障及操作人员或患者受伤。

6）为避免仪器刀片、夹臂和轴远端意外激活时，损伤操作人员或患者，这些仪器在不使用时不应接触患者、布帘或易燃材料。

7）手术期间及组织激活后，仪器刀片、夹臂处可能会很热。要时刻避免其不慎接触组织。当器械激活时，避免接触任何物品。器械激活时，与缝钉、回形针或其他器械接触可能会导致刀片破裂或损坏。

8）当超声刀通过穿刺器套管进出时，请勿打开器械的钳口，以免损坏超声刀头。

9）仪器刀片和组织垫之间未施加压力时应谨慎。在刀头并未完全接触组织时，将组织垫夹在刀头上将增加刀头、刀头夹臂和杆末端的温度，并可能会损坏器械，如果出现这种情况，则可能使器械发生故障，此时发生器触摸屏会显示一条故障排除信息。

10）在脂肪组织内使用器械所产生的烟雾可能是易燃的。

11）刀片背切或钳口内无组织时激活刀片，刀臂应保持打开状态，以避免损害组织垫、刀片、夹臂及远端轴温度升高。

12）外露的整个刀片及任何一个刀轴处于激活状态，并且在仪器刀片激活时会切下凝固组织。使用仪器时，要小心避免所有外露刀片表面与周围组织之间发生无意接触。

13）仅使用合适的脚踏开关、手持机、器械、电源线，确保与发生器兼容。

14）移除超声刀后，应检查组织止血情况。如果仍有出血，则应采取适当的措施止血。

15）用于固态器官时，成功止血可能需要采取辅助措施。由于很难看到内部结构，需缓慢操作，不要尝试一次切除大块组织。在这些情况下使用超声刀时，要避免分离大血管及胆道束。

16）如果封闭时不小心停止激活，请保持夹钳关闭并重新激活。

17）在钳口完全关闭之前，请勿对需要施加能量的手术操作使用"高级止血"模式（如固态器官）。因为在钳口完全关闭之前，在"高级止血"模式下不会传送能量。

18）在对直径大于 5mm 小于 7mm 的血管进行台上测试过程中，通过使用"高级止血"模式完全横切目标血管可实现最牢固的血管封闭。

19）长时间使用"高级止血"模式可能导致组织垫损坏。

20）在使用过程中，如果发生器显示"Advanced Features Are Not Available In This Device"（此设备中高级功能不可用），则表示："受调节的能量供给"、"增强的声音反馈"和"高级止血"等自适应组织技术不再可用。

21）与体液接触的仪器或设备可能需要特殊处理，以防止生物污染。

22）对骨骼等固态表面，偶然和长时间激活仪器可能会导致刀片发热，随后刀片会发生故障，应避免发生这种情况。

四、冲洗吸引系统

在腹腔镜手术中，冲洗及吸引对保持清晰的手术视野非常重要。通常使用的是两者结合在一起的系统，大多数吸引器（图 2-21）上设置有孔或阀门样装置，可以调节吸引负压的大小，吸引器的顶端常有很多小孔。有的冲洗系统与全自动气腹机结合，有的冲洗系统则用普通输液瓶或采用加压包装的密闭式输液瓶来进行。单纯依靠流体的重力作用其压力是不够的，一般冲洗压力应达到 250 ～ 700mmHg，才能将血凝块冲起，故可采用血压计加压袖带和特殊设计的加压冲洗袋来提高冲洗系统的压力。在手术中，通常使用的冲洗液是生理盐水，也有使用 5000U/L 肝素盐水以阻止术野血凝块形成，也有术者在冲洗液中加入广谱抗生素。冲洗、吸引与电外科结合在一起的冲洗吸引系统，操作开关均设置在操作手柄上，由术者控制，操作方便。冲洗吸引系统除了其冲洗与吸引作用外，还可帮助术者显露手术视野，进行钝性分离，同时吸引过程中也可吸出大量 CO_2，降低腹压，以致影响手术视野的显露，增加 CO_2 用量，所以吸引应准确，且间歇进行。

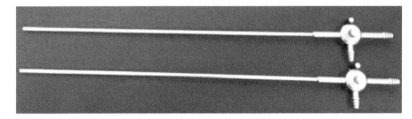

图 2-21　吸引器

参 考 文 献

陈样, 何光形, 卢点熟, 等. 2011. 超声刀与外科手术 [J]. 中国医学装备, 8(7): 75-76.

李国新. 2013. 超声刀在腹腔镜胃肠手术中的使用技巧 [J]. 中华胃肠外科杂志, 16(10): 919-921.

刘斯, 刘荫华. 2005. 高频电刀及临床安全使用 [J]. 中国实用外科杂志, 25(6): 383-384.

Tulandi T, Bugnah M. 1995. Operative laparoscopy: surgical modalities [J]. FertilSteril, 63(2): 237-245.

Xiong J, Altaf K, Huang W, et al. 2012. A meta-analysis of randomized clinical trials that compared ultrasonic energy and monopolar electrosurgical energy in laparoscopic cholecystectomy [J]. J Laparoendosc Adv Surg Tech, 22(8): 768-777.

第3章 腹腔镜手术的器械

一、气 腹 针

气腹针于 1938 年由匈牙利肺科医师威瑞斯（Veress）设计，故又称 Veress 针，该针能刺破腹壁而不损伤腹腔内脏器；随后逐渐演变成腹腔镜外科手术制备气腹所用的气腹针（图 3-1）。该针直径一般为 2mm，长度有 60mm、80mm、100mm、120mm、150mm 等不同规格。Veress 针有双层结构，针芯内鞘前端圆钝、中空、有侧孔，可以通过针芯注气、注水和抽吸；外鞘前端锋利，可用于穿刺腹壁。气腹针内带有弹簧装置，穿刺腹壁时，针芯内鞘遇阻力缩回针鞘内，当针头穿透腹壁进入腹腔内，阻力消失，针芯内鞘因弹簧作用而重新复位，使得气腹针前端成为钝头，可避免腹腔内脏器损伤。但应注意，当患者既往有腹部手术史、腹腔内感染等引起腹腔内粘连时，气腹针会失去保护作用。

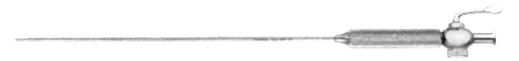

图 3-1 气腹针

☆**如何正确使用气腹针**（图 3-2）

（1）穿刺前首先检查气腹针的锋利程度、弹簧复位情况、注水的通畅性。

（2）明确患者既往有无腹部手术史及手术瘢痕的位置，并确定肌松状态。

（3）将穿刺点与术前 CT 对照，避开巨大的肿瘤、肝脏等实质脏器。

（4）尖刀切开皮肤后，用分离钳撑开皮下脂肪，直至腹直肌前鞘。

（5）布巾钳固定皮肤后穿刺腹部，感受两个突破感。

（6）5ml 注射器带生理盐水完成返抽、注水、滴水试验。

（7）接气腹管观察参数，保证低压、高流量的进气。

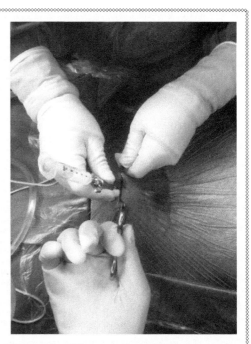

图 3-2 气腹针的使用

二、腹腔镜穿刺器

腹腔镜手术时，将套管针刺穿腹壁，拔出穿刺锥将穿刺套管留在腹壁，作为手术器械进出腹腔的通道。可分为可重复使用的腹腔镜穿刺器和一次性腹腔镜穿刺器（图 3-3）。可重复使用的腹腔镜穿刺器多为金属材质，套管针依其不同的用途有不同的规格，其内径可由 2mm 到 25mm 不等，最常用的套管针内径为 5mm 和 10mm 两种。手术时如需交替使用不同外径的腹腔镜器械，可使用转换帽以便于更换不同外径的器械。转换帽与穿刺器尾端相连，可在不同外径之间转换，以适应不同外径的手术器械通过。某些器械如腹腔镜线性切割吻合器，根据其型号不同，有时需用内径为 12mm 或 15mm 的腹腔镜穿刺套管。腹腔镜穿刺套管的针芯有圆锥形、多棱形及刀刃形 3 种类型。圆锥形套管针穿刺的优点是不易损伤腹壁血管，但穿刺时比较

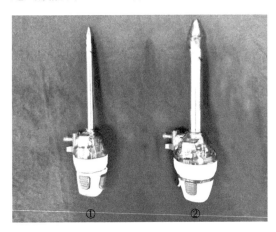

图 3-3　穿刺器
① 5mm 钝头套管；② 12mm 钝头套管

费力；多棱形及刀刃形套管针，穿刺时省力，但由于其切割作用，会损伤肌肉和腹壁血管。由于一次性使用的塑料材质的腹腔镜穿刺器设计合理，现临床上多使用一次性的腹腔镜穿刺器。现以一次性使用的腹腔镜穿刺器为例进行简单介绍。

一次性使用的腹腔镜穿刺器属无菌产品，只供一位患者一次性使用。它由一个透射线的套管和穿刺锥组成。穿刺锥上含一个透明的尖形光学元件，直径分别为 5mm、8mm、11mm、12mm 和 15mm。直径规格分别为 5mm、11mm、12mm 和 15mm 的穿刺锥能够与尺寸适宜的 0° 腹腔镜配套使用，并在插入过程中能够观察各组织层面。直径规格为 8mm、11mm、12mm 和 15mm 的穿刺器套管有两个密封层。外层是一体式可取下的自调式密封层，适用于直径规格从 5mm 到 15mm 的腹腔镜器械，具体适用直径会有所标记；内层是一个内侧密封层。两个密封层一起使用可以在通过穿刺器插入或取出器械时，最大限度地防止漏气。5mm 的穿刺器套管上没有一体式可取下的密封外层，只适用直径规格为 5mm 的器械。通气阀可与标准的鲁尔接头相兼容，可用于术中二氧化碳气体的进入和手术烟雾排放装置的连接。通气阀与套管平行时，处于关闭位置。

1. 直径规格为 5mm、11mm 和 12mm 的微创穿刺器与腹腔镜一起使用的具体步骤

（1）取出穿刺器过程中必须遵循无菌原则，为避免损坏器械，术中不得随意将器械抛掷到无菌区。

（2）在包装时，穿刺器的穿刺锥和套管并未组装在一起。术中进行组装时，先取下穿刺锥和穿刺器套管上的保护帽，然后将穿刺锥插到穿刺器套管中，直至两者牢固锁定在一起。（注意：包装中穿刺器上的通气阀处于开放位置。使用前，请关闭通气阀。当活塞柄与套管平行时，通气阀处于关闭位置。）

（3）按生产厂家的使用说明，将尺寸适宜的 0° 腹腔镜与光源和监视器相连。检查腹腔

镜已准确连接，监视器上的视野清晰稳定。

（4）将腹腔镜从穿刺锥的近端开口插入，直至抵达穿刺锥的远端。

（5）按术中需要旋转腹腔镜，将腹腔镜用锁镜钮锁定在穿刺锥中。

（6）为在监视器上获得清晰的图像，在将腹腔镜插入穿刺锥中后，将光学元件头接触到附近的软性表面上，并聚焦摄像机。

（7）采用标准外科切开技术，在皮肤上切一个足以置入穿刺器的切口。（注意：切口过小可能会使穿刺器插入时阻力过大，需要加大力度才能插入，这可能会造成穿刺时力度无法控制，引发不必要的组织损伤。）

（8）通过皮肤切口置入穿刺锥，置入时需要旋转穿刺锥，范围通常为 30°～90°。置入过程中要轻轻地持续下压穿刺锥，并通过腹腔镜及摄像机观察穿刺锥尖在组织中穿过时的情况，以减少副损伤的发生。

（9）当穿刺器进入腹腔后，按锁定按钮，取下穿刺锥和腹腔镜，将套管固定在原来位置。松开锁镜钮，从穿刺锥上取下腹腔镜。当穿刺锥被抽出时，套管的内侧密封层会自动关闭。当套管里没有器械时，密封系统仍保持充气状态。

（10）手术中需要时，可将充气管与穿刺器套管上的通气阀相连，打开通气阀使气体持续进入，以维持良好的气腹状态。

（11）手术中需要取出标本时，以逆时针方向按外层密封帽释放杆，再提起外层密封帽，可以完全取下外层密封帽（除直径为 5mm 的穿刺器套管外）。取出标本后，将外层密封帽按上述方法放回到穿刺器上。调整减压帽，使之与穿刺器顶部准确对齐。将密封闩置于穿刺器顶部的对应孔洞上方，按下锁帽，使之固定到位。

（12）完成手术操作后，取下充气管。打开通气阀，迅速放出腹腔内的气体。

2. 不使用腹腔镜时插入微创穿刺器的具体步骤

（1）取出穿刺器过程中必须遵循无菌原则，为避免损坏器械，术中不得随意将器械抛掷到无菌区。

（2）在包装时，穿刺器的穿刺锥和套管并未组装在一起。术中进行组装时，先取下穿刺锥和穿刺器套管上的保护帽，然后将穿刺锥插到穿刺器套管中，直至两者牢固锁定在一起。

（3）采用标准外科切开技术，在皮肤上切一个足以置入穿刺器的切口。

（4）通过皮肤切口置入穿刺锥，置入时需要旋转穿刺锥，范围通常为 30°～90°。置入过程中要轻轻地持续下压穿刺锥。

（5）在穿刺器进入腹腔后，按锁定按钮，取下穿刺锥，只留下套管在原来位置。当穿刺锥被抽出时，套管的内侧密封层会自动关闭。当套管里没有器械时，密封系统仍保持充气状态。

（6）手术中需要时，可将充气管与穿刺器套管上的通气阀相连，打开通气阀使气体持续进入，以维持良好的气腹状态。

（7）手术中需要取出标本时，以逆时针方向按外层密封帽释放杆，再提起外层密封帽，可以完全取下外层密封帽（除直径为 5mm 的穿刺器套管外）。取出标本后，将外层密封帽按上述方法放回到穿刺器上。调整减压帽，使之与穿刺器顶部准确对齐。将密封闩置于穿刺器顶部的对应孔洞上方，按下锁帽，使之固定到位。

（8）完成操作后，取下充气管。打开通气阀，迅速放出腹腔内的气体。

三、抓钳与分离钳

1. 抓钳

抓钳（图3-4）的直径一般为3～12mm，长度为25～36cm。腹腔镜抓钳由手柄、可旋转器械轴和不同的端头构成，旋转轴部及手柄绝缘，可在术中使用抓钳对组织进行电操作。各种抓钳主要是手柄形状及端头构成不同。其手柄可分为枪式、齿轮锁扣式和弹簧片式。

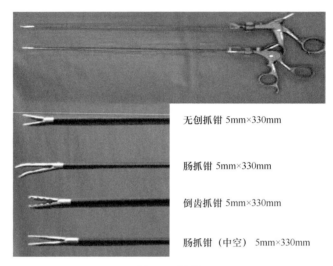

无创抓钳 5mm×330mm

肠抓钳 5mm×330mm

倒齿抓钳 5mm×330mm

肠抓钳（中空）5mm×330mm

图 3-4　抓钳

抓钳头部可以分为无创和有创两类，无创性抓钳通常为锯齿状夹持面，有钝头、尖头、直头、弯头等；有创性抓钳常带爪或钩，常用于夹持一些纤维结缔组织及将一些组织异物从腹腔中取出。现在又出现了一些类似开腹手术所用的鼠齿钳、Babcock 钳及卵圆钳等。抓钳常可拆卸，便于清洗和消毒（图3-5）。

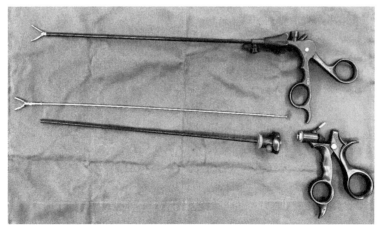

图 3-5　可拆卸抓钳

可拆卸抓钳拆卸分三步：①按下按钮；②撑开手柄；③向外抽出钳杆

2. 分离钳

　　腹腔镜手术所用分离钳依其分离钳前端的长短、粗细、曲度的不同分为各种型号，但大致可分为直头分离钳和弯头分离钳两种类型（图 3-6）。分离钳前端尖细，便于分离和夹住细小的出血点，可连接高频电刀进行电凝止血。常用的腹腔镜手术分离钳的直径有 5mm 或 10mm 两种，为了便于手术操作，一般在分离钳的手柄与操作杆连接处装有旋转轮，单手操作即可以使分离钳的操作杆向任意角度旋转。

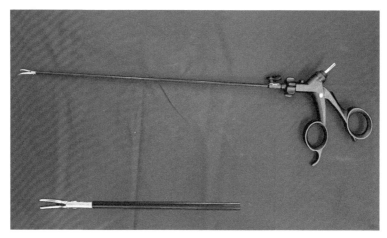

图 3-6　弯头分离钳

四、持 针 器

　　持针器（图 3-7），一般直径为 5mm，手柄多为锁扣或弹簧结构。不同型号的腹腔镜持针器样式各异，大致可分为直把型和弯把型、左弯型和右弯型、自动归位型和非自动归位型。良好的持针器应该能够稳固地抓持缝针，能将针固定在适宜缝合的位置，并且抓线时不会损伤缝线。右利手术者常用左弯型持针器，左利手术者常用右弯型持针器。自动归位型持针器头为一斜面，每次抓针时都能将缝针固定成与持针器 90° 的位置，不需要调整针的方向，使用方便，适合腹腔镜手术经验较少的术者；但是这种持针器不能根据缝合的位置调整针的角度，限制缝合的灵巧性，且不利于腔内打结，因而不推荐使用。非自动归位型持针器需要左右手配合，通过牵拉缝线来调整缝针的角度，需要接受一定的腹腔镜下训练，但缝合和打结灵活，适用面广泛。

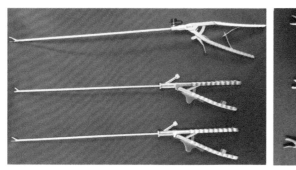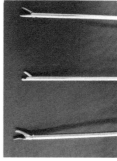

持针器（V型）5mm×330mm直头

持针器（V型）5mm×330mm自动归位

持针器（V型）5mm×330mm弯头

图 3-7　持针器

五、电凝钩和电凝铲

电凝钩（图3-8）亦有不同样式，其中 L 形电凝钩最常用，可电切和电凝止血，用于解剖、分离各种组织，是腹腔镜手术最常用的器械之一。有些厂家的电凝钩带有中空孔道，可以兼做吸引器，抽吸电凝产生的烟雾，保持手术视野清晰。电凝铲以屈面电铲（匙状电凝铲）最常用，用于小片状渗血创面的止血，也可用来分离疏松组织。

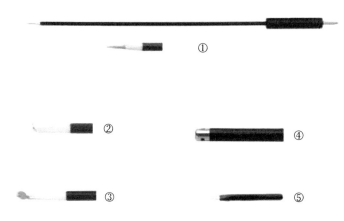

图 3-8　不同样式电凝钩
①电凝针；②电凝钩；③电凝铲；④电凝棒；⑤电凝刀

六、血管夹与施夹器

血管夹（图3-9）由不同材质制成，常用的有金属夹、可吸收夹和 Hem-o-Lok 夹，分大、中、小三种型号，主要用于血管及其他管道系统的关闭结扎。

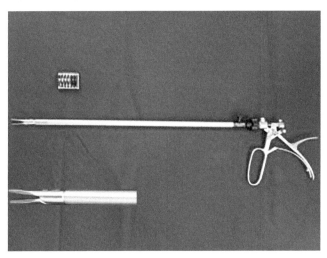

图 3-9　血管夹与施夹器

金属夹多为钛夹，也有不锈钢制品，呈 U 形或 V 形，以钛夹较为常用。Hem-o-Lok 夹由不可吸收的多聚合物材料制成，其血管界面有防滑设计，防止夹闭后组织滑动，远端带有锁扣样结构，夹闭牢靠，不易脱落；组织相容性高，可透射线，无影像学干扰，目前有单发和多发施夹器，直径有 5mm、10mm 两种，尖端均可 360° 旋转。一次性使用的施夹器内装多个钛夹，可连续使用，缩短手术时间，尤其是对于小动脉出血，可以在明确出血部位后连续钳夹几次，达到有效止血的目的。

七、剪　　刀

腹腔镜剪刀外径常为 5mm 和 10mm，头端剪切面长 16mm，最大张开范围 8mm，剪刀头有直头、弯头及钩形，有些刀片呈锯齿状。直剪用于在钛夹间剪断组织，而钩形剪刀用于剪线及管状结构，弯剪常用于锐性分离组织，又称分离剪（图 3-10）。腹腔镜剪刀可同时用于电切及电凝，且尖端可作 360° 旋转，使之能更好地到达手术视野，更好地进行组织的分离和切割等。

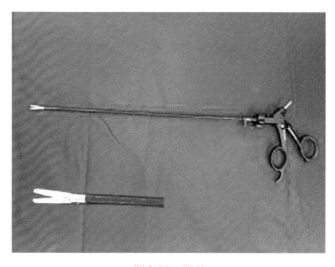

图 3-10　剪刀

第4章　腹腔镜手术的术前准备

一、明确诊断

腹腔镜手术不同于传统的开腹手术，缺乏直观性和直接性。因此，要求术前必须诊断明确，制定合理的手术方案，对术中可能出现的问题充分估计，采取必要的防范措施，保证手术的成功和治疗效果，临床诊断依据病史、系统的体格检查和辅助检查得出。随着医学科学技术的发展，一些先进的检查仪器和检查手段不断问世，为诊断提供了有力的证据。

二、患者的心理准备

腹腔镜手术是一种有创的治疗方法，患者常有不同程度的焦虑和恐惧情绪，原因有：

（一）担心手术的效果

每个患者都希望手术成功，达到预期目的，但又会担心出现并发症或其他因素导致的手术效果不理想。

（二）对麻醉和腹腔镜缺乏了解

多数患者缺乏专业医学知识，担心麻醉是否成功、有无痛苦、是否会对身体有不利的影响、有无意外发生，担心腹腔镜手术是否需要中转行开腹手术等。

（三）既往手术经历或其他患者的影响

如果患者既往曾有过痛苦手术经历，术前就会更焦虑、紧张、担心、恐惧等。有报道称，术前焦虑程度与术后功能恢复之间存在相关性。

（四）医护人员的态度

医护人员对患者的关心体贴程度、可信赖性和解释是否到位等都直接影响患者的情绪。

1. 建立和谐的医患关系

医护人员首先要尊重患者、关心患者，用自己高尚的医德和高超的医术使患者产生信任感。鼓励患者树立战胜疾病的信心，配合做好术前的准备事项。

2. 做好合理的解释工作

医务人员尤其是术者在术前应根据患者的具体情况，有针对性地向患者解释手术的目的、必要性、方法、麻醉和手术对机体的影响，以及告知患者和家属如何正确对待术中、术后可能出现的一系列问题等。如果取得了患者的理解和配合，在很大程度上就能够减轻患者心理应激反应的发生。

三、常规的术前检查

腹腔镜手术创伤虽然较小，但对麻醉的要求却与普通开腹手术一样。有时候基于腹腔镜手术的特殊要求，对麻醉的要求甚至更高。如果术中不顺利还需要中转行开腹手术。所以，腹腔镜手术的术前准备应像开腹手术一样认真准备。术前应该全面询问病史，系统进行体格检查，术前辅助检查了解各器官功能的状况。

（1）血、尿、便三大常规检查，凝血四项，血生化检查，感染性疾病检查。

（2）B超、心电图、胸片，有慢性心肺疾病者应行肺功能检查。

（3）特殊检查如胆系造影、CT或MRI等。

四、术前患者的一般准备

腹腔镜手术与开腹手术相比，虽然切口和创伤较小，但对患者仍有不同程度的应激反应，术前应对患者全身各系统进行常规检查，必要时做一些特殊检查，以综合评估各器官的功能状况，是否能够耐受手术。

1. 手术前签字

术前主管医生和麻醉医生要向患者及家属仔细交代手术方式、麻醉方式、术中和术后可能出现的并发症、注意事项等，取得患者的理解合作，并在手术同意书和麻醉同意书上签字。

2. 皮肤准备

按开腹手术部位常规备皮，清理脐部。

3. 胃管和尿管

根据手术情况术前留置胃管、尿管。

4. 肠道准备

腹腔镜手术对肠道准备要求较高，尤其是腹部手术，良好的肠道准备是确保手术成功、降低手术并发症的重要前提。术前2天禁食豆类、牛奶等易产气食物。术前12小时禁食、6小时禁饮，防止呕吐、误吸的发生。对行肠道手术的患者，术前3天给以清洁灌肠。

5. 抗生素的使用

可在手术开始前静脉输注一定量的抗生素，对预防术后感染有一定的作用。

五、合并症的处理

全身麻醉是腹腔镜手术的最佳选择，同时也有利于术中的呼吸管理，若术前发现患者有心肺疾病，应仔细对心肺功能进行评估，有严重肺功能不全者不应接受腹腔镜手术。

（一）心血管系统疾病

与手术有关的心血管系统疾病如果处理不好，会影响手术的成功率和手术效果，严重的会发生生命危险。

与围手术期心脏并发症和病死率有关的因素：①年龄＞70岁；②心肌梗死6个月以内；③充血性心力衰竭征象，如第三心音、颈静脉怒张等；④主动脉瓣狭窄；⑤非窦性节律，术前有持续室性期前收缩＞5次/分；⑥全身一般情况差；⑦胸腔、腹腔手术或主动脉手术；⑧急诊手术。

1. 冠状动脉粥样硬化性心脏病

外科患者并发冠心病者，多为无临床症状的隐匿性冠心病或有过心绞痛病史的患者。术前诊断主要依靠详细询问病史和心电图等检查。术前应首先做好患者的思想工作，消除紧张恐惧的心理，必要时手术前晚可给予适量镇静剂。术前长期服用钙通道阻滞剂、β受体阻滞剂、硝酸酯类药等，可持续用药至手术当日早晨。原则上不要突然停药，以免发生意外。对陈旧性心梗患者应推迟到心梗发生6个月以后手术。既往有心绞痛病史的患者，术前应综合评估患者心脏功能，并延迟手术到心绞痛被控制、冠脉供血改善、心率在正常范围内后。频发的室性期前收缩，应规范治疗，症状改善后再行手术。对高度房室传导阻滞的患者，不宜择期手术，若病情需要，可于术前安装临时心脏起搏器再行手术。

2. 高血压

高血压是指动脉收缩压和（或）舒张压持续升高。其诊断标准为收缩压≥140mmHg、舒张压≥90mmHg。其病理变化为小动脉痉挛，周围血管阻力增加，血压升高。高血压患者的主要危险是麻醉和手术中血压波动较大，特别是麻醉诱导、手术插管或术中麻醉过浅时，易发生心脑血管意外。高血压患者能否耐受手术与其病程长短、严重程度及是否伴有器官功能损害有关。腹腔镜手术前应仔细评估患者心、脑血管和肾功能等方面的病史，掌握有无器官受累，评估围手术期安全性，以制定有效的准备方案。高血压患者术前应该规律服用抗高血压药，控制血压于适当水平，否则术中、术后心肌缺血的机会增多。对高血压患者术前应选用合适的抗高血压药，使血压维持在一定水平，但具体血压降至哪个范围才能行手术，目前没有明确的规定，最理想的状态是血压控制在140/90mmHg以下。高血压患者应在术前继续服用合适的抗高血压药至手术当日早晨，避免戒断综合征的发生。高血压患者的术前准备首要要消除患者的紧张情绪，保证良好的休息和睡眠，戒烟酒，低钠饮食，适当给予镇静剂，条件允许时，先进行系统的内科治疗而后再行手术。对于急诊手术又难以控制的高血压患者，可在麻醉前微量泵入硝普钠或硝酸甘油。

（二）慢性呼吸道疾病和肺功能不全

长期慢性呼吸系统疾病（如支气管扩张、支气管哮喘、慢性支气管炎、支气管结核、肺结核、肺心病、慢性阻塞性肺疾病等）多有不同程度的呼吸功能不全。麻醉与手术创伤可进一步引起肺功能受损，故在围手术期呼吸系统并发症发生率较高。术后肺功能最主要的变化是限制性通气功能障碍，表现为肺容积的减少，肺容积减少会造成部分肺不张，50%患者持续时间超过24小时。而麻醉药物能抑制呼吸运动和咳嗽反射，增加术后肺部感染的概率。

术中或术后并发症的发生与术前未做充分的准备有很大关系。因此，术前要仔细询问病史，常规行胸部正侧位 X 线检查，必要时完善胸部 CT 检查。合并有肺心病和肺动脉高压的患者，术前应常规行心电图检查，心电图上可表现为：心电轴右偏、肺性 P 波、右心室肥大及右束支传导阻滞等改变，还应行超声心动图进一步了解心脏功能。动脉血气分析是评价肺功能储备的有效指标，也是判断机体是否存在酸碱平衡失调及缺氧程度的可靠指标。动脉血气分析通过反映机体的通气情况、酸碱平衡、血氧饱和度及血红蛋白含量等相关指标，从而反映出患者肺部疾病的严重程度，病程急缓。如果病情较重，持续时间长就会存在慢性低氧血症，但是 pH 仍在正常范围内。对严重肺部疾病患者，进行动脉血气分析是十分必要的。肺功能检查是呼吸系统疾病的必要检查之一，对于早期检出气道病变，评估疾病的严重程度，鉴别呼吸困难的原因，诊断病变部位等方面有重要的指导意义。当年龄 > 60 岁，有肺部疾病、长期吸烟史，有职业暴露（工作接触石棉的人）及拟行肺叶切除的患者需要常规行肺功能检查。术前在积极治疗原发病的同时，戒烟显得尤为重要，术前戒烟 1 ~ 2 周能使痰量减少，戒烟 4 周以上才会降低术后肺部感染并发症的风险。同时告知患者呼吸训练的重要性并指导患者进行呼吸锻炼，在胸式呼吸尚不能有效增加肺通气量时，应练习深而慢的腹式呼吸来增加肺通气量。术后早期继续吸氧，用有效的抗生素控制感染，加强血氧饱和度和血气分析监测，鼓励患者进行呼吸锻炼、咳嗽、嘱家属拍背等手段有助于痰液的排出及增加肺容量，从而降低术后肺部并发症的发生率。

（三）糖尿病

糖尿病是外科常见的合并症之一，近年来随着饮食习惯、生活条件的改变，糖尿病的发生有增加趋势，在国内发病率为 6% ~ 10%。其病理生理改变的基本特点是体内胰岛素缺乏（抵抗）或胰岛素在靶细胞内不能发挥正常生理作用，导致长期血糖升高，逐渐引起微血管基底膜增厚为主的病理变化，从而导致肾、眼、神经系统等损害。在围手术期间如果血糖控制不理想，一旦患者受到麻醉、手术创伤、感染等所致的应激反应，则会发生明显的由血糖升高引起的相关临床症状，导致脏器功能损害或难以控制的感染。

糖尿病患者手术麻醉的主要危险是由于糖尿病所引起的相关脏器功能改变，如心血管疾病、视网膜病变、肾功能不全及糖尿病足等。据报道，由糖尿病本身造成患者死亡的例数已明显减少，而糖尿病的慢性并发症（尤其是心血管疾病和糖尿病肾病）已成为糖尿病患者的主要死亡原因。因此，应重视这些脏器功能的术前评估和治疗，充分完善相关检查，以保证患者处于最佳的术前状态。术前应详细了解患者的糖尿病类型，局部有感染的患者，应尽可能先控制感染灶后再行手术治疗，并询问是否有低血糖、糖尿病酮症酸中毒和糖尿病非酮症高渗性昏迷等病史；了解病程的长短、血糖最高水平、血糖波动范围，现在控制血糖的方法（饮食、口服降糖、胰岛素）及所用药物剂量；判断有无糖尿病的相关并发症及对全身脏器的功能有无影响；有无水电解质紊乱及酸碱平衡失调。对伴有重要器官（如心、肾）功能损害者，应进一步完善相关检查，充分了解其功能受损情况，了解心电图有无异常、射血分数、血尿素氮检查结果是否正常，必要时应检查肌酐清除率及运动负荷试验。应积极治疗糖尿病，避免糖尿病并发症的发生，尽量改善全身状况，增加机体营养状况，以提高患者对手术和麻醉的耐受能力，减少术后并发症。术前应尽量使患者血糖控制在正常范围之内，并有正常的血糖储备。

（1）对术前口服降糖药的患者应继续服用至手术前一天晚上，如果口服长效类降糖药，应于术前 2 ～ 3 天停用；术前已使用胰岛素治疗糖尿病的患者，手术当日早晨停用胰岛素，禁食患者需输注葡萄糖和胰岛素维持正常糖代谢，这样可以在很大程度上避免术中低血糖的发生。

（2）术前合并糖尿病酮症酸中毒及糖尿病非酮症高渗性昏迷应行择期手术。

（3）对于急诊手术，注意监测血糖、血气分析、电解质、尿常规，考虑是否有糖尿病酮症酸中毒，以及酸中毒的程度。在病情允许的情况下，立即做必要的术前准备和处理，以及完善相关检查，尽可能在术前纠正糖尿病酮症酸中毒和糖尿病非酮症高渗性昏迷，将血糖控制在 7.78 ～ 8.33mmo/L，pH ＞ 7.3，尿酮体消失，方可行手术治疗。如病情较严重需要立即手术者，应边控制病情边施行麻醉和手术，争取一切时间挽救患者性命。处理措施包括：注射胰岛素、口服降糖药物、补充液体、纠正水电解质（特别是低钾血症）和酸碱失衡。但也要注意避免随后出现的低血糖。

（4）术前应积极治疗糖尿病并发症，因为糖尿病的并发症会对术后切口愈合及病情恢复有较大影响，对合并有感染的手术患者在术前应积极采取措施控制感染，合理使用抗生素进行抗感染治疗，以及处理局部感染病灶。

（5）手术应尽量安排在早晨第一台进行。术前应给予适当的镇静药，以减轻患者的紧张和焦虑。但术前用药剂量不宜过大，尤其是心肺功能不全的患者以及老年患者。术前禁食期间可酌情静脉输入葡萄糖，避免出现低血糖。

（四）慢性肝功能不全

肝脏是体内最大的实质性器官，具有极其复杂的生理生化功能，如分泌胆汁、储存糖原、解毒及凝血功能，肝功能障碍患者的病理生理变化并不局限于某一部位或组织，而是全身性和多方面的。术前应全面了解肝功能的储备能力。术前仔细询问病史，了解慢性肝损伤的因素。进行各种类型病毒性肝炎的抗原抗体检测和肝功能检查。由于肝脏的功能十分复杂，虽然检查肝功能的方法很多，但目前尚无一种能够完全准确反映肝脏储备功能的方法。需要将各种检查结合临床综合分析，才能比较准确地反映肝脏储备功能。目前认为血清胆红素、转氨酶、血清白蛋白、凝血酶原时间和吲哚氰绿试验能较好地反映肝脏损害程度。术前除一般的常规准备外，还应行相关检查检验，评估肝脏功能，其主要目的是治疗肝病，最大限度地保护和改善肝功能。

1. 加强营养

给予高蛋白、高碳水化合物、低脂肪饮食，口服多种维生素，还应多食纤维食物，它能有效降低人体内低密度脂蛋白胆固醇。食欲不振、胃脘胀闷者，必要时可经静脉途径补充，以求改善肝功能。糖的补充，不仅供给热量，还可以在肝脏内转化为肝糖原，增加糖原贮备，有利于防止糖原异生和减少体内蛋白质的消耗。

2. 凝血功能的评估

腹腔镜手术前应评估患者凝血功能，通常使用的指标包括凝血酶原时间（PT）、部分活化的凝血酶原时间（APTT）和血小板计数。PT 和 APTT 用于评估凝血途径的完整性，而不能提示出血风险。血小板数目异常，无论血小板减少症（＜ $150×10^9$/L）或血小板增多症（＞ $440×10^9$/L）都会增加围手术期出血风险。肝功能损害时凝血因子迅速减少，PT 能较迅速地反映肝功能和凝血功能状况，超过正常对照值 3 秒则有病理意义。

3. 低蛋白血症

肝脏是合成血清白蛋白的重要场所，血清白蛋白能较好地反映肝脏功能，如总蛋白低于 45g/L，白蛋白低于 25g/L 或白蛋白、球蛋白比例倒置，术前要做好充足准备，输给适量血浆或白蛋白，必要时推迟手术，使得低蛋白血症得到纠正再行手术。

4. 术前贫血

术前贫血患者会加重术后贫血程度和增加悬浮红细胞输注的概率，同时与术后预后不良有关，如果术前确诊贫血，应进一步检查评估是否存在营养缺乏、肾功能不全、慢性炎症性疾病，同时手术前目标血红蛋白值应在正常范围。

5. 纠正水、电解质紊乱

水、电解质紊乱会导致体液容量、分布、电解质浓度变化以及酸碱平衡失调，这些紊乱若得不到及时纠正，常会引起严重后果，甚至危及生命，对有水、电解质及酸碱平衡失调的患者应在术前给予纠正。

6. 根据手术切除范围，备好术中用血

输血可以补充血容量、改善循环、增加携氧能力，提高血浆蛋白和改善凝血功能。施行中、大型手术者，术前应做好血型鉴定和交叉配合试验，备好一定数量的血制品。

7. 麻醉前用药量宜小

因为药物要经过肝脏降解代谢，用药量过大会增加肝脏代谢负担。苯巴比妥钠、地西泮、异丙嗪、氟哌利多、阿托品和东莨菪碱等均可使用。

（五）慢性肾功能不全

多种全身慢性疾病（高血压、糖尿病、系统性红斑狼疮等）及泌尿系统的急、慢性疾病都可引起不同程度的肾功能损害，使麻醉和手术的并发症及病死率增加。虽然腹腔镜手术的创伤应激反应较小，但若手术复杂、时间较长或术中出血等因素，都将影响肾脏供血供氧，造成肾功能损害。因此，术前要高度重视肾功能状况，仔细询问病史，常规检查血、尿常规、肌酐和尿素氮测定。术前要积极治疗原发病，纠正水、电解质和酸碱平衡紊乱，纠正贫血、补充蛋白质，保护肾功能。

第 5 章　腹腔镜手术的术中注意事项

一、腹腔镜手术中常见的体位

腹腔镜微创手术患者的体位取决于手术的种类和手术部位。利用重力作用，通过摆体位使非手术区器官或组织向下移位，为手术区腾出更多空间，以利于手术进行。例如，上腹部的胆囊切除术、肝脏手术和胃肠手术，患者一般取头高仰卧位，以利于外科医生观察上腹部脏器；下腹部的疝修补术、阑尾切除术、子宫切除术和结肠直肠的手术，患者呈头低仰卧位；而胸腔镜食管或肺的手术，患者取侧卧位，手术侧朝上。这些体位有时会对患者的循环和呼吸等生理功能造成不利影响，甚至威胁生命。因此，在安置患者手术体位时，操作应缓慢，动作应轻柔，确保麻醉稳定，密切监测患者的生理变化，以免因体位变化，手术尚未实施即发生意外。下面介绍几种常见体位。

1. 仰卧位

水平仰卧位（图 5-1）是常见的微创手术体位，多用于普通微创外科手术。这种体位患者自然地仰身平卧于手术台上，头部垫一薄枕以保持前屈位。根据手术部位是上腹部还是下腹部或盆腔，可以选择头低仰卧位或头高仰卧位。无论头低仰卧位还是头高仰卧位，人工气腹后，上腔静脉或下腔静脉回流均受限、内脏向横膈方向移位，呼吸因此受限，应加强对呼吸系统及循环系统的监测，以免术中发生呼吸衰竭。老年患者、体质衰弱及心肺代偿功能较差者，术前应做好相关准备，术中改变体位时应谨慎小心。

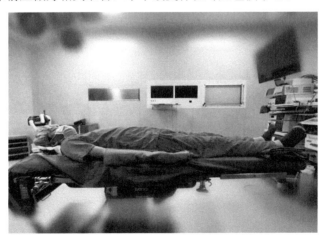

图 5-1　仰卧位

2. 截石位

截石位（图 5-2）是微创泌尿外科手术常用的手术体位，如经尿道前列腺电切术、输尿管镜检查术等。让患者仰身平卧，双上肢紧靠躯体；患者下移使骶尾部位于手术床背板的下缘，若患者行动不便，医务人员可协助患者使身体整体下移；两大腿外展幅度过大过小都不利于术者操作，一般 60°～90° 即可，患者双腿搁置于腿架上，穿上袜套或以软布料包裹并固定。根据患者的身高及术式调节腿架的高度，在腿架上一定要垫一软垫，并避免腿架过高而压迫腘窝部位，以免发生腓总神经损伤或引起动静脉栓塞等严重并发症，摆好体位后要把腿架和腿托的各个轴节牢固固定，以防术中松动。这种体位对脊椎麻醉平面可能有一定的影响。由于下肢抬高可使回心血量增加，而当下肢突然放平时回心血量降低，这种前后的回心血量差对血流动力学的影响较大，对心功能较好的患者影响不大，但是对心功能较差的患者应特别注意。

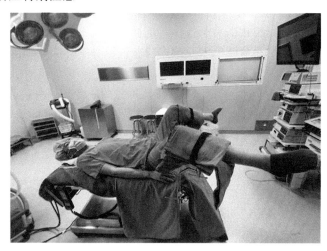

图 5-2　截石位

3. 俯卧位

俯卧位（图 5-3）是微创泌尿外科、脊柱及其他背部手术常用体位。麻醉稳定后，将患者双臂下垂紧靠躯体或放置在托手板上，在保持头部与颈、胸部位置正常的情况下，以脊柱为轴心向一侧缓慢旋转为俯卧位。俯卧位时，胸腹部受压可限制呼吸时胸廓的扩张，引起限制性的呼吸困难，使肺活量和功能残气量降低，严重时可导致 CO_2 蓄积和低氧血症；同时可压迫下腔静脉使静脉血回流受阻。在俯卧位全身麻醉下手术时，应特别注意呼吸道的管理。在改变体位的前后都要听诊，以确保导管位置正确，不至于使其脱出。麻醉期间应监测有效通气量、气道压 $P_{ET}CO_2$ 及 SpO_2，如发生通气不足、气道压过高或氧合障碍，此时应迅速查明原因，如是否发生导管过深、扭折、堵塞或脱落，或因患者的体位发生改

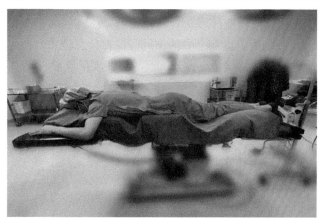

图 5-3　俯卧位

变而严重限制胸廓的扩张等，发现原因后应及时给予纠正。此种体位，选择椎管内麻醉宜慎重，特别是肥胖、心肺功能差或预期气道困难者。

4. 头低足高位

头低足高位（Trendelenburg position，又称屈氏体位）是头低仰卧位的修正体位，也是妇科微创手术常用体位。让患者仰身平卧，双上肢紧靠躯体，先将手术床置于头低 $10° \sim 15°$ 斜坡位，再将腿板缓慢降低 $15° \sim 30°$ 使膝屈曲下垂，注意腿板下降过程中，腘窝应该位于手术床可折处，防止腘窝部拉伤，这样患者就不会向头侧方向下滑。这种体位常用于下腹部手术，有时妇科盆腔手术及颈内静脉或锁骨下静脉穿刺也会用这种体位。本来头低足高位会造成腹腔内脏器向头端移位，人工气腹后会更加重内脏向头方向移位，对呼吸影响大，功能残气量（FRC）下降，肺总量和肺顺应性均下降；下腔静脉回流减少，对循环的影响同样较大。在头低足高位时，中心静脉压（CVP）、肺静脉压、颅内压和眼压升高，心脏做功增加，肺顺应性和 FRC 降低。

5. 头高足低位

头高足低位又称反屈氏体位，主要用于上腹部手术，回心血量减少，心排出量和平均动脉压下降。身体倾斜度越大，对心排血量影响越大，在气腹条件下，此体位对血流动力学的影响大于头低足高位。

6. 颈后仰卧位

颈后仰卧位是微创甲状腺手术常用的体位。在仰身平卧头高 $10° \sim 20°$ 体位的基础上，再用棉垫将双肩垫高，头部尽量往后仰，使颈部皮肤充分展开并处于高位。有利于手术视野的暴露，便于术者操作，并可减少失血。颈部人工充气后，对气管压迫明显，术中应加强对呼吸道的管理。长时间头部过度后仰，会造成静脉受压及回流不畅，可引起颜面部、眼睑及球结膜的水肿，有的因颈部肌肉牵拉而导致术后头痛。

7. 侧卧位

侧卧位常用于微创胸外科、泌尿外科手术。患者手术侧在上，背部平面靠近手术台边缘并与手术台垂直，此时应注意避免患者掉落到手术台外。头颈部与躯体保持正常关系即可，不用过伸或过屈，头部垫一稍厚的头圈，以避免肩部和耳朵过分受压。下方的下肢取髋膝屈曲接近 $90°$ 位，便于固定侧卧姿势和放松腹壁，而且屈髋屈膝位时患者的整体稳定性较好，不至于患者向两侧倾斜。而上方的下肢可保持伸直位置，在两膝及大腿之间垫一软垫，防止腿部受压。双上肢向前平行伸开，或与躯体垂直放置，或肘部屈曲向头稍过伸，用双层支架固定。有时需上肢高于肩部，但应特别注意避免上肢过伸而损伤臂丛神经，导致患者术后出现四肢麻木及感觉减退。固定上肢时应避免在肘部和桡关节处压迫尺神经和桡神经，也应避免把上肢固定得比较紧，以免导致静脉回流障碍而出现水肿。在下侧胸壁靠近腋窝处垫一薄垫，以防腋窝部的血管和神经受压。骨盆为固定侧卧姿势的主要部位，其次是胸部，可以在骨盆或胸部前后以支架和软垫固定，也可以在骨盆腹侧置一沙袋，用束带固定，增加稳定性，防止身体向两侧倾斜。用于肾脏手术时，手术床的腰桥应对准第 $11 \sim 12$ 肋，当腰桥升高时可使手术侧展平，有利于肾脏的显露，以便于术者的操作。

二、腹腔镜手术烟雾的危害及预防

（一）手术烟雾简介

随着医疗技术的发展，电外科设备在手术中广泛使用，但其产生的手术烟雾给医务人员带来巨大的健康隐患。手术烟雾是指手术过程中产生的气态物质，也被称为气溶胶、灼烟、透热羽流等，含有多种有害成分，是在外科手术过程中由高频电刀、超声刀、高速钻头及锯片等破坏人体组织蛋白及脂肪形成的气态物质，医务人员应该不断加强防护意识，采取有效的保护措施。

手术烟雾不同于工业烟雾，它由 95% 的水或蒸汽和 5% 的以颗粒形态存在的细胞碎片组成。颗粒内含有多种有害化学成分，如生物颗粒、非活性颗粒、活性细胞物质或病毒颗粒、碳化组织和细菌等对人体有害物质。通过美国对手术室烟雾的认知和防范调查研究表明：手术烟雾中 77% 的颗粒直径低于 $1.1\mu m$，最容易通过人体肺泡进入肺部。如果这些危险的颗粒没有及时疏导和过滤排除，人体长期吸入或接触会造成潜在的危险。不同设备产生的颗粒直径不同，电外科设备可以产生小至 $0.1\mu m$ 的细微颗粒，激光类设备可以产生平均直径 $0.3 \sim 6.5\mu m$ 的颗粒。这些微小的颗粒很容易进入人体的呼吸道，并直接沉积在肺泡中，产生一些呼吸系统疾病，危害人体健康。手术过程中使用的能量器械，如超声刀，其所产生的烟雾包含 600 余种有机化合物，其中含量最高的化学成分是碳氢化合物，直径大小不等，大部分都会对人身体健康造成一定危害。长期暴露于这些污染的环境中，会诱发呼吸系统、消化系统、生殖系统、神经系统、血液系统以及免疫系统的疾病。

此外，在外科手术烟雾中还包括一些其他物质，如细胞活性碎片、病毒颗粒、DNA 片段等具有生物活性的物质，这些物质大部分对人体健康都会有影响，有研究报道在手术烟雾中含有牛纤维乳头状瘤病毒和人乳头状瘤病毒完整的 DNA 片段，而人类免疫缺陷病毒可在 CO_2 激光产生的烟雾中保持活性 14 天，在 28 天后才完全消失。

另外也有研究表明，手术室烟雾产生于手术器械切割组织以及止血过程中，电外科设备及超声刀都能将完整的组织细胞和血液汽化，组织在高温的作用下，细胞膜瞬间被破坏，细胞液很快会发生汽化，蛋白质出现变性，而其他的细胞内容物也将以分子的形式分散于空气当中，最终形成手术室烟雾。从化学成分的角度来分析，手术室烟雾含有多种成分，主要含有苯类物质、碳氧化合物及氢氰化合物等，还有其他一些成分，但其中的丙烯腈、一氧化碳和氰化氢等是主要有毒成分，将对机体产生较大的影响。

在腹腔镜手术时，有时烟雾在腹腔内有较多集聚而影响手术视野时，术者或者助手会直接打开套管（trocar）阀门，之后烟雾会以高速度、高浓度释放出来，其对医护人员的健康产生不良影响。而超声刀在切割组织时所产生的羽状物中含有大量的细胞碎片，与电刀解剖相当数量和面积的组织产生的羽状物相比，其微粒浓度约为后者的 1/4。当用钩形或球形刀头切割组织时，在其作用方向可产生液体（血液或血清）气雾的大量聚集，其范围能达到作用部位 40cm 处，脂肪组织比非脂肪组织产生的气雾多 $17 \sim 23$ 倍，所以要尽量保护脂肪组织。在腹腔镜手术中烟雾不仅会影响手术视野的清晰度，进而干扰医生的精准操作，而且伴随着手术室长时间烟雾排放，医护人员可能会产生头晕、头痛、眼睛酸痛和黏膜发炎等，对人体健康产生长期潜在的危害，严重影响医护工作者的健康。

（二）手术烟雾的防护建议

1. 采用烟雾吸引装置

尽管手术室的墙壁上安装有负压吸引器，但没有过滤作用，其主要用途是用来吸收手术患者的体液、血液等分泌物。由于国内大部分医院手术室内没有除烟装置，一部分手术烟雾直接从套管排放出来，但大部分手术烟雾由助手使用吸引器吸走。

2. 安装烟雾净化系统

烟雾净化系统主要由预滤器、活性炭过滤器和超低穿透率空气过滤器（ULPA）3 层过滤装置组成，能够有效净化烟雾。腹腔镜手术排烟雾时气体从套管阀门以极快的速度全部释放。有相关研究报道，如果在套管开关阀门处连接导管，再将导管连接过滤系统，这样可以将手术烟雾中大多数有害化学物质直接过滤掉，避免吸入到肺内，以减少对手术人员的危害。

3. 阻止烟雾吸收

正确佩戴 N95 口罩对颗粒物的防护能至少达到 95%，但不能过滤苯、甲醛等有害气体，因为气体很容易透过。国外有医院使用带动力的空气净化呼吸面罩（PAPR），PAPR 能将烟雾中的有害物质过滤掉，然后把过滤后的空气泵入呼吸罩内部，并在面罩内部产生正压，防止手术烟雾进入口罩内部，但价格昂贵。

（三）新冠肺炎疫情下腹腔镜手术烟雾的防护

2020 年 3 月 30 日，美国胃肠道与内镜外科医师学会（SAGES）和欧洲内镜外科学会（EAES）通过官方网站，联合发布了新冠肺炎疫情下的外科手术应对建议。内容主要包括：所有术中医护人员需使用个人防护设备，减少面对面问诊，推迟择期手术，腹腔镜手术优势（如减少住院时间和术后并发症）依然有效，建议考虑气体的过滤和烟雾排放，减少能量设备的使用，建议对所有手术患者进行新冠核酸检测和胸部 CT 检查，指定新冠肺炎疫情专用手术室等。另外，2020 年 4 月 16 日欧洲妇科内镜学会（ESGE）也发表了新冠肺炎疫情下手术开展的指导建议，其中也提到了腹腔镜手术较开腹手术能一定程度降低气溶胶产生的风险，同时对于气体过滤及排烟设备的应用也有一定的推荐。

SAGES 和 EAES 的报道文章重点总结了在腹腔镜手术中避免气溶胶产生的注意事项：
（1）手术的切口应尽可能小，避免穿刺器通过时出现缝隙产生漏气的现象。
（2）保持较低且足够的气腹压力水平。
（3）建议使用腹腔镜下气体烟雾过滤排放系统。
（4）在关闭气腹、取出穿刺器、提取标本或将其转换为开放切口之前，应通过过滤系统安全地排空气体。

三、腹腔镜手术的基本操作原则

腹腔镜手术与开腹手术在操作方面有明显的差别，有必要对基本的操作原则加以总结。

1. 穿刺器放置原则

如何放置穿刺器是腹腔镜手术首先面临的问题，其完全不同于开腹手术的切口，放置不合适会增加手术的难度和手术时间。开腹手术的切口应遵循最短距离原则，一般选取距离操作部位最近的切口，以便于操作；而腹腔镜手术，由于需要足够的距离对焦，且手术器械尺寸纤长，故需要与手术部位保持一定距离，围绕手术部位布置 0.2 ～ 1.5cm 的戳口，虽然也尽可能平行于皮纹，但对戳孔大小没有要求，无须遵循最短距离原则，距离操作部位太近反而影响操作。

（1）同心圆法则：在临床实践中将穿刺器放置的基本原则总结为"同心圆法则"，即以病变或手术操作部位为圆心，选取一定距离（各种术式有别，通常 > 10cm）为半径做 1 个或多个圆弧，在圆弧上截取几个点作为穿刺器放置点，而观察窗多为圆弧的中点。如果在不同的圆弧上取点，应避免在同一半径或相近半径上选取 2 个点，否则会出现"同轴干扰"，即器械遮挡镜头（与观察窗同轴）或两手前后位操作时互相干扰。穿刺器之间要有一定"横向间距"以避免"筷子效应"，一般需要保持 ≥ 5cm 的"最短间距"。

（2）山坡效应（slope effect）：山坡效应指手术操作部位与镜头之间有组织凸起，影响了背侧面的显露，进而影响术者操作，为避免山坡效应，应选择更靠近病变上方的位置作为观察窗，但同时也需避免将观察窗放置在病变的"正上方"，正上方的视角类似于卫星地图影像，缺少侧面的细节和立体感。因此，应结合不同角度的腹腔镜（目前的腹腔镜产品可选择 10° ～ 45° 的观察角度，对于最常用的 30° 腹腔镜，建议选择 30° ～ 45° 的观察角度）。

2. 重力线原则

腹腔镜很大程度上改变了传统手术的视觉习惯，其中被关注最多的是 3D 视野向 2D 视野的转变，但实际上二者差距远不止于此。总结后发现有如下视觉改变：间接视野、单向视野、屏幕视野依赖、视野缺失、术野旋转。

腹腔镜的手术视野是通过镜头捕获画面，然后通过电信号投射到显示屏上，这不同于开腹手术的直接视野，故腹腔镜的术野可称为间接视野，因此扶镜手起着至关重要的作用。在此情况下，扶镜手如果旋转镜身，屏幕上的手术视野画面会相应旋转，呈现为倾斜的画面，即术野旋转，会使术者眼花缭乱。而在开腹手术，由于是直接视野，人脑在重力环境下形成的固定参考方向是"重力线方向"，所以不会产生倾斜的画面，而这恰是初学者容易忽视的情况。由于镜身的旋转造成术野画面倾斜，可能导致术者对参照方向的误判，进而影响解剖毗邻的判断，最终可能导致术中误伤。具体如下：①对于术者，显示屏上的术野图像应始终保持与重力方向相一致。②对于扶镜手，腹腔镜镜身应始终与重力方向保持一致。③如果无法保持与重力方向绝对一致，应保证旋转角度 < 15°，因为旋转角度过大，会影响术者操作。建议按以下两点应用重力线原则：①扶镜手可通过腹腔镜镜身上的"零点"标记确定重力方向，保持零点平面与患者的冠状面平行。②术者和扶镜手可通过解剖结构确定重力方向，如膀胱、子宫、直肠的横轴、骶骨嵴、降结肠的长轴及前腹壁的下缘线等。

3. 镜视轴枢原则

以腹腔镜、靶目标和监视器构成整台手术的中轴线。人员站位和穿刺孔均应围绕着该中轴线设计、实施，不得偏离该中轴线。

4. 平肘站位原则

调节手术台使患者造气腹后前腹壁的高度与术者 90° 屈肘持平，其最符合人体工程学基本原理，不仅便于术者操作，还能最大限度地减轻术者操作时的疲劳程度。

5. 上肢等长原则

手术台上的各种缆线（冲洗吸引管线、电刀线、导光束、摄像缆线等）应留置合适的长度，缆线固定点以上的长度与术者上肢等长，大致等于术者身高减去 100cm，若留置的长度过长或过短，均会严重影响术者及助手的操作。

6. 自下而上原则

由于腹腔镜手术的视觉入路与传统开腹手术的视角中心发生 90° 的转移，因此，腹腔镜手术和传统开腹手术的解剖次序不太一样，腹腔镜手术多从靶目标的正下方开始向其前下和后下方解剖游离，而开腹手术则多自靶目标的正前方开始向其前下和前上方分离解剖。

7. 梯度凝固原则

使用电刀、超声刀等电外科设备凝切管状组织结构时采用 6 ～ 8 ～ 10 的凝切手法来切割或电凝组织，可使其断端形成较长的蛋白凝固梯度，尽可能地减少术中和术后因管腔内压力变化导致的断端凝痂脱落而发生手术并发症的危险性。

8. 血供守恒原则

当某一靶目标的主供血管较常人细小时应高度警惕其侧支、变异支或穿通支血管的存在，不要想当然的将其直接断掉而造成大出血。

9. 阶段递进原则

开展腹腔镜手术时不应急于求成，而应本着由易到难、由简到繁、循序渐进的原则逐步进行。

10. 全面优化原则

即充分考虑患者的实际病情、术者拥有的技能和各种客观的物质条件，为每一位患者优化诊疗方案与手术目的、优化麻醉与手术方式、优化应用程序及术后随访。

参考文献

阿曼达·休莱克, 郁振山 (译). 2016. 预防手术烟雾 [J]. 现代职业安全, 11: 96-98.

端木玉明, 顾梅, 尹恩静, 等. 2014. 简易排烟法在腔镜手术中的应用 [J]. 护理实践与研究, 11(10): 54.

赖志华. 2015. 腹腔镜手术中手术烟雾的简易收集法 [J]. 淮海医药, 3: 299-300.

潘运龙, 李进义, 王存川, 等. 2012. 1200 例完全腔镜甲状腺手术及术中烟雾处理技术的应用 [J]. 暨南大学学报 (自然科学与医学版), 33(2): 180-182.

沈昭君, 陈思思. 2017. 腹腔镜手术对围术期医护人员的潜在危害 [J]. 现代妇产科进展, 26(9): 707-709, 712.

谢珠红, 钟爱英, 高江美. 2018. 手术室烟雾防护措施改进效果评价 [J]. 护理与康复, 17(2): 87-89.

张丛荣, 张志强, 朱安龙. 2019. 腹腔镜手术基本操作原则 [J]. 中国实用外科杂志, 39(4): 394-396.

周青. 2013. 美国对手术室烟雾的管理和防范 [J]. 中华护理杂志, 48（12）: 1080-1082.

Barrett WL, Garber SM, 黄文海, 等. 2005. 外科手术中产生的烟气: 仅仅是大量的热空气吗？[J]. 中国微创外科杂志, 5(4): 263-265.

第6章 腹腔镜手术的并发症及防治

一、概　述

随着医学技术的不断发展，腹腔镜手术已经普遍应用在外科疾病治疗中。与传统开腹手术相比，腹腔镜手术具有创伤小、恢复快、切口美观等优点。但同时，腹腔镜手术又是一项专业技术性很强的手术，仍然存在发生并发症的风险。因此，重视腹腔镜手术可能会发生的并发症，并熟悉其发生的病因、临床表现和防治措施，做到重预防、早发现，发生时给予及时恰当的处理，对于减少和避免发生并发症，保证腹腔镜手术工作的顺利开展、提高手术的安全性具有重要意义。腹腔镜手术并发症种类繁多，有的并发症比较轻微，不需特殊处理，有的并发症比较严重，甚至可能危及患者生命。结合文献报道，腹腔镜手术并发症的发生原因主要有两个方面：一方面与术者的经验有关，尤其是在腹腔镜技术开展初期、手术操作不熟练、适应证选择不恰当的时候容易发生；另一方面患者的解剖、生理和病理的变异也会造成并发症的发生。为了有效减少和避免外科腹腔镜手术并发症的发生，术者需要加强技术培训、理解好手术解剖、不断提高腹腔镜手术的操作水平和术后管理水平，手术中一旦遇到特别复杂或紧急的情况，应及时中转行开腹手术，以确保手术的安全。下面我们对腹腔镜手术的常见并发症分别进行阐述。

二、穿刺相关并发症

（一）穿刺孔出血

穿刺孔出血在腹腔镜手术中的发生率不高，其发生的部位主要有三处：①皮下组织；②肌肉组织；③腹膜外组织。上述出血部位可以是单独的，也可以是两个以上部位同时出血。通常大于 10mm 的穿刺孔需要进行筋膜缝合，因此在结束腹腔镜手术前，仔细检查腹壁穿刺孔的内外两侧有无活动性出血，并根据穿刺孔的具体情况分层做好穿刺孔缝合，是避免术后穿刺孔出血唯一有效的办法。

如果发现切口渗血或小的活动性出血，可以通过双极电凝或压迫来止血，但是较大的活动性出血必须采用缝合来止血。腹壁肥厚个体的肌层出血较为隐蔽，可行肌层单独缝合后再关闭皮下、皮肤。

1. 穿刺孔出血的原因

穿刺孔出血在外科腹腔镜手术中发生率约为 0.85%，常见原因是气腹针或穿刺器穿刺损伤腹壁血管，多见于侧腹部穿刺孔，也可见于脐周穿刺孔。

（1）腹壁的血管丰富，交通支吻合成网状，而且穿刺操作时有一定的盲目性，因而容易导致腹壁血管的损伤出血。

（2）在标本取出时，特别是体积较大的标本，如果盲目地钝性分离或用锐器切开穿刺孔，易损伤腹壁血管。

（3）穿刺方向未垂直于腹壁，会使穿刺路径延长，且容易损伤腹壁血管。

（4）肝硬化会引起门静脉高压，进而造成腹壁侧支循环开放，如果合并凝血功能障碍等因素均会引起穿刺孔出血。

2. 穿刺孔出血的预防措施

对于脐周穿刺孔我们可以采取开放法来建立气腹避免穿刺孔出血的发生。侧腹部穿刺孔出血通常是由于术者不小心损伤了腹壁下动脉引起。在这种情况下我们通常可以采用黎建华等介绍的透光法来避开腹壁血管网，从而预防穿刺孔出血。但对于腹壁肥厚患者或损伤深层血管出血的患者，此方法的效果并不好，这时要想避免穿刺孔出血，必须要求术者熟悉常见腹壁血管的走行，尤其是腹壁动脉血管的走行，这是预防穿刺时损伤腹壁血管的关键所在。

（1）腹壁血管的走行（图 6-1）：以脐水平面为界限，将腹壁血管分为脐上、脐下两个区域。

1）脐上：脐上的动脉又分为浅、深两层。

脐上浅层动脉大都来源于肋间血管发出的细小分支。

脐上深层动脉主要有两条，腹壁上动脉及下位肋间、肋下动脉。腹壁上动脉是发自于胸廓内动脉，走行于腹直肌与腹直肌鞘后层之间，分布于腹直肌，并穿过腹直肌前鞘至腹前壁皮下，末端与腹壁下动脉（发自髂外动脉）分支于脐平面吻合。

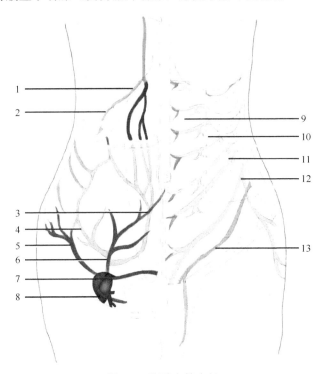

图 6-1 腹壁血管走行
1.腹壁上动脉；2.肌膈动脉；3.腹壁下动脉；4.旋髂深动脉；5.旋髂浅动脉；6.腹壁浅动脉；7.阴部外上动脉；8.阴部外下动脉；9.腹内斜肌腱膜；10.第10肋间神经；11.肋下神经；12.髂腹下神经；13.髂腹股沟神经

2）脐下：脐下腹壁动脉同脐上一样分为深、浅两层。

浅动脉层主要有两条血管，分别是腹壁浅动脉及旋髂浅动脉。腹壁浅动脉越过腹股沟韧带中、内 1/3 交界处向脐部走行；旋髂浅动脉起始部常较腹壁浅动脉高出 1cm 左右，于下腹壁浅、深两层筋膜之间向髂前上棘走行。

深动脉层主要有两条血管，分别是腹壁下动脉及旋髂深动脉。腹壁下动脉于近腹股沟韧带中点稍内侧处发自髂外动脉，在腹股沟管深环内侧的腹膜外组织内斜向上内，穿腹横筋膜上行于腹直肌与腹直肌鞘后层之间，至脐平面附近与起自胸廓内动脉的腹壁上动脉吻合，并与肋间动脉的终末支于腹直肌外侧缘吻合；旋髂深动脉与腹壁下动脉起自同一水平，走行于腹膜外组织内，沿着腹股沟偏外侧的深面斜向外上方，走行于髂前上棘内侧，至髂肌和髂骨等。

（2）腹壁血管分布及损伤原因见表 6-1。

表 6-1　腹壁血管分布及损伤原因

腹壁血管	起源	体表投影	损伤原因
腹壁下动脉	髂外动脉	脐与腹股沟韧带中、内 1/3 的连线	气腹腹壁膨隆后与穿刺点相邻
腹壁浅动脉和旋髂浅动脉及分支	股动脉	腹股沟韧带下 2cm 股动脉搏动处与髂前上棘的连线	在穿刺孔范围内
旋髂深动脉	髂外动脉	腹股沟韧带中点内侧 0.5cm 与髂前上棘内侧 2cm 的连线	其中直径约 1mm 的分支在腹横肌与腹内斜肌之间，穿刺孔过低时容易损伤
腹壁上动脉	胸廓内动脉	走行于腹直肌与腹直肌鞘后层之间	与腹壁下动脉分支在脐平面相互吻合

注：脐平面以上分布的浅动脉大都较细小，多为肋间血管的分支；腹前壁的浅静脉与同名动脉伴行，彼此吻合成网。

3. 穿刺孔出血的处理策略

腹壁的穿刺孔出血一般都是损伤腹壁的小血管，它不同于穿刺器损伤腹腔内大血管（如肠系膜上动脉、腹主动脉、下腔静脉、髂血管）情况凶险，处理不及时患者就危在旦夕；腹壁小血管的损伤没有那么凶险，允许我们从容不迫地处理，如果处理得当能使我们的腹腔镜手术如期地进行下去。

穿刺器引起的腹壁小血管损伤的处理方法：

（1）从外面直接压迫，这时需要耐心，压迫至少 5 分钟！切忌每隔几秒就掀开来看一眼。

（2）无法压迫止血的戳孔可以拔出穿刺器找到出血点，通过结扎、缝合、电凝等技术将其止住。

（3）从里面压迫，方法是把福莱（Foley）导尿管经穿刺孔插入腹腔，充气向后拽紧尿管。

（4）在出血的动脉处通过腹壁缝合止血，这需要在腹腔镜引导下借助缝合引导器进行。

（二）腹壁血肿

腹腔镜术后腹壁血肿的发生率较低。可经 CT 扫描明确诊断并可行物理疗法或血肿切开引流而治愈。预防方法为穿刺点选择时尽量避开腹壁较大血管（腹壁上动脉及腹壁下动脉等）。

（三）腹内脏器及大血管穿刺伤

放置穿刺器的方式不当、穿刺时用力过猛或腹腔内原有粘连，在粘连附近穿刺均可导致此类损伤。腹膜后大血管损伤可引起患者术中大出血甚至死亡。术中若有肠管损伤，未能及时发现，可引起术后肠瘘。建立气腹过程中所发生的腹内脏器或腹膜后大血管损伤，最主要的原因是暴力穿刺，因此轻柔的操作在建立气腹时是非常重要的。无腹腔镜监视下放置第一枚穿刺套管时，只能盲穿是引起损伤的主要原因。腹内脏器及大血管穿刺伤预防及处理：

（1）术前常规留置导尿管和胃管以防止穿刺引起的胃和膀胱的损伤。

（2）通过选择适当体位使腹内游离脏器远离穿刺操作部位。

（3）选择合适的套管，如安全型套管，并在使用前做全面检查，以保证各组件正常使用。

（4）避免因切口过小为克服进锥阻力而演变成暴力穿刺，各穿刺孔的皮肤切口要略大于穿刺套管外径。

（5）刺入第一穿刺套管时，用布巾钳将腹壁尽量提起后缓慢刺入，用力应合适，手腕稳重有力，防止插入过深或倾斜引起损伤；其他穿刺套管的放置应在腹腔镜辅助直视下进行。

（6）一旦发现腹腔脏器有严重穿刺损伤，应全面评估损伤程度以及有无腹腔镜下修复的可能，必要时应及时中转行开腹手术来修复。

（7）既往腹部曾行手术的患者，应采取开放式置管的方法刺入第一穿刺套管；或者穿刺点应尽量远离原手术切口，术前也应行 B 超检查以证实穿刺部位无脏器粘连。

（四）术后穿刺孔疝

如果穿刺孔部存在着未妥善关闭的腹壁缺损，致使腹腔内容物或腹壁下脂肪疝入缺损的穿刺孔内间隙，就很容易发生腹腔镜术后穿刺孔疝。

1. 常见原因

（1）穿刺孔的直径超过 10mm。
（2）穿刺孔位于脐部或中下腹肌薄弱处。
（3）缝合不良。
（4）腹压增高。

2. 预防

（1）尽可能选用小的穿刺切口和穿刺套管。

（2）避免过分延伸穿刺孔以减少腹壁缺损。

（3）对于有高危因素的患者（如肥胖女性、凝血功能较差者、长期使用糖皮质激素者）尽量使用小的穿刺套管。

（4）对下腹部或脐部超过 10mm 的穿刺孔必须仔细分层缝合筋膜。

3. 处理

若大网膜或脂肪组织嵌顿，可暂作观察，保守治疗；若疝块持续增大，症状加重应行剖腹探查术，将疝内容物切除或还纳腹腔，然后关闭腹壁缺损；若疝内容物为小肠且有不完全肠梗阻症状，保守治疗无效时，则行剖腹探查术。不能排除绞窄性肠梗阻者应行急诊剖腹探查，手术原则同一般的绞窄性疝治疗。

（五）穿刺孔部位恶性肿瘤种植

1. 可能原因

（1）腹水中若存在肿瘤细胞，可以种植到伤口部位，尤其是一些能分泌液体的恶性肿瘤（如卵巢癌），肿瘤细胞可随分泌的液体种植到腹壁上。

（2）肿瘤细胞可经血液循环种植到创伤组织内。

（3）肿瘤细胞与渗出的血浆到达创伤组织部位时，会凝聚成胶状物，阻碍机体抗肿瘤系统杀伤肿瘤细胞。另外，伤口内会产生新生血管，其提供的高营养物质可以给肿瘤细胞供以养分，使其极易发生种植、生长。

（4）从小切口取标本时，组织过分挤压或切口保护不当，极易使脱落的肿瘤细胞在伤口处种植。

（5）套管处反复进出器械，易发生肿瘤种植，其可能原因是：①器械直接接触肿瘤后反复进出套管，可把肿瘤细胞带到套管处种植。② CO_2 持续灌注会引起抽吸作用，可使肿瘤细胞种植于湿润的腹膜内壁，尤其是套管处。

2. 预防及处理

（1）在手术操作中，严格遵守无瘤原则。

（2）操作器械不直接接触肿瘤标本。

（3）标本取出前应先置入密封标本袋中，并扩大切口至略大于肿瘤直径后再取出。

（4）取出时肿瘤与腹壁小切口用塑料袋隔离。

（5）标本取出后用无水乙醇反复擦洗穿刺孔部位可减少这类并发症的发生。

（6）手术完毕前用生理盐水反复冲洗腹腔，必要时可以在腹腔内注入化疗药物，关闭腹直肌鞘后可以再次冲洗伤口部位。

（7）对腹腔镜穿刺切口恶性肿瘤种植的部位可采用局部切除和放疗的方法治疗。

三、气腹相关的并发症

皮下气肿是腹腔镜手术最常见的气腹相关并发症，发生率约为 2.7%，大面积皮下气肿伴 $P_{ET}CO_2$ 异常升高者也不少见。

1. 皮下气肿产生的主要原因

（1）患者因素：患者皮下脂肪的厚度和体重与皮下气肿的发生密切相关，主要是由于消瘦患者皮下脂肪组织较匮乏，脂肪组织对气体的阻挡作用较弱，气体易沿皮下迅速扩散而形成皮下气肿。

（2）穿刺手法，气腹针位于腹膜外间隙：建立气腹时用气腹针盲穿，如果患者体形较肥胖，腹壁厚，且针头未进入腹腔即注气，直接形成皮下气肿。有时候气腹针反复、多处穿刺，造成腹膜多处破损，或者穿刺器头部左右摆动，不是沿螺旋纹转进腹部，形成多处假道，进一步增大了潜在间隙。注气时由于腹腔高压使 CO_2 气体溢出，由假道进入腹膜外的潜在间隙，并沿皮下间隙向周围将疏松的皮下组织钝性剥离，甚至到达颈部、腋窝、上肢、阴囊等部位，形成皮下气肿。

（3）由于手术复杂、操作时间较长及反复拔出穿刺器增加了皮下气肿的发生，故术者应胸有成竹，避免反复拔出穿刺器、更换器械，如戳孔处切皮不慎较大，或该戳孔暂时不使用，应用纱布全层紧密填塞腹部的戳孔，从而避免气体进入皮下间隙。

2. 皮下气肿的危害

一般皮下气肿对患者不会造成严重影响，常表现为套管周围皮肤肿胀，按压时有捻发感或握雪感，常常可自行康复（无须特别处理，24 ～ 48 小时自行吸收）。但严重的皮下气肿可引起血液中的碳酸浓度升高。高碳酸血症可使血浆中儿茶酚胺浓度上升 2 ～ 3 倍，进而引起交感神经兴奋，导致平均动脉压上升、心率加快。

3. 皮下气肿的处理

（1）术中需确保气腹针位置正确，进入腹腔后再充气，避免在腹膜外间隙注入 CO_2，最初连接气腹时，压力通常不会超过 7 ～ 8mmHg。

（2）怀疑气腹针位于腹膜外时，需立即停止充气，重新穿刺气腹针。

（3）叩击腹部各个象限，确定为对称的鼓音。

（4）气腹针在进入腹腔后，固定穿刺针，防止外移，并观察气腹机流量变化。

（5）缝合固定套管时，应同时缝合肌层和筋膜。

（6）尽量缩短手术时间，尤其是老年人腹壁松弛，气体容易外溢。

（7）心肺功能正常者，轻度皮下气肿多无须处理。

（8）重度的皮下气肿，需给予过度换气，呼吸机加压给氧，降低气腹压力（10mmHg以下），必要时暂时中止手术。

4. 皮下气肿的预防

（1）提醒术者：不要为了过度追求手术视野开阔，而设定过高的气腹压力；同时术中谨慎操作，避免气腹针反复穿刺腹腔，而且腹壁切口要小，不要留有多余间隙。

（2）密切监测：麻醉医生术中要检查患者额周及颈部皮肤是否形成气肿，密切关注 $P_{ET}CO_2$ 是否有异常升高。

四、高碳酸血症和低氧血症

不恰当的腹腔镜手术体位和人工气腹压力往往会导致患者出现低氧血症和高碳酸血症。

目前，腹腔镜手术制备人工气腹时最常用的气体为 CO_2，由于腹膜具有一定的吸收功能和 CO_2 气体的高弥散性，及其产生的气腹高压都会对机体生理功能产生一定影响。大多数情况下，经机体代偿能维持 CO_2 生成与排出的动态平衡。但是在手术时间过长等情况下，大量外源性 CO_2 吸收入血，机体无法代偿时，就会形成高碳酸血症。高碳酸血症是指体内 CO_2 滞留，动脉血 CO_2 分压超过 45mmHg 而引起的症候群。

术中采用头低足高位（盆腔和妇科手术等）的体位，可使膈肌抬高、肺的底部运动受限、肺顺应性下降、胸膜腔内压和腔静脉压增高，致使回心血量降低，且外周阻力和内分泌因素等均能使心率、血压、呼吸、动脉 CO_2 压力和气道压力升高，血 pH 下降，导致高碳酸血症和呼吸性酸中毒，并且影响通气功能，从而导致患者出现低氧血症。虽然主要发生在手术时间较长的情况以及原有肺功能障碍的患者，但仍应给予足够重视。预防及处理措施如下：

（1）除了术前严格掌握手术适应证外，还须在术中监测心率、血氧饱和度、气道压力、肺通气量、血气分析等指标的变化情况。

（2）严格控制人工气腹压力，如颈部气腹压力不应超过 8 ～ 10mmHg、腹腔气腹压力不应超过 15mmHg。一旦发生高碳酸血症，可行过度换气以排出体内蓄积的 CO_2，治疗时可给予高浓度氧吸入、静脉给予 5% 碳酸氢钠溶液。尽量控制和缩短手术时间。若仍无法纠正则须中转行开腹手术。

五、气体栓塞

气体栓塞是腹腔镜手术罕见但致命的并发症。

1. 常见原因

（1）气腹针穿刺时误入腹腔内静脉，大量气体在短时间内直接进入血液循环。
（2）组织分离时伤及较粗静脉，高压气体沿静脉壁上的裂口进入血液循环。

2. 预防及处理

注气开始速度不应超过 1L/min，腹内压不要超过 15mmHg。气体栓塞诊断困难，多发生于经腹腔镜注气的最初阶段，即手术开始后的 5 ～ 20 分钟，这段时间出现的血压骤然大幅下降、心动过速、心律失常、肺动脉压升高、心音异常等，需引起术者的高度重视，考虑气体栓塞的可能。气体栓塞对机体的影响取决于气体进入静脉的速度和气体栓子的大小，小气泡缓慢进入血管一般能迅速吸收，但气栓大、速度快时会有较多气体进入右心室，会导致突发右心衰竭。注气前必须仔细检查气腹针的位置，如出现低血压、心率增快、周围性发绀以及第二心音加重、杂音及额外心音等，应警惕气体栓塞发生的可能。经食管的多普勒超声、超声心动描记、胸前胸骨旁超声多普勒以及听诊等检查均可明确诊断。

3. 一旦发生气体栓塞，必须立即处理

（1）立即暂停注气并解除气腹，终止气体栓塞来源。
（2）吸入纯氧，降低组织器官的缺氧损害。
（3）左侧卧位，尽量保证左心及体循环的血液供应。
（4）快速中心静脉置管吸出右心房、右心室及肺动脉内的气体。
（5）紧急时可行右心房直接穿刺抽出气泡。
（6）高压氧治疗。
（7）有呼吸、心搏停止者还需行心肺脑复苏。

六、气　　胸

正常人胸膜腔是一个不含空气仅含少量浆液的密闭潜在性腔隙，若气体进入胸膜腔，

造成积气状态，则称为气胸。随着胸膜腔内气体量的增加，压力也随之增加，挤压肺部最终导致肺脏被压缩萎陷。

1. 常见原因

（1）高气腹压和胸膜腔负压使腹腔内积存的气体通过食管裂孔或主动脉处的缝隙进入纵隔、胸膜腔。

（2）先天性膈肌缺损或手术引起膈肌损伤，使腹腔内的气体直接进入胸膜腔。

（3）先天性肺部疾病，如肺大疱等在术中破裂。

（4）全麻气管插管时损伤气管、正压通气压力过度、气腹机压力控制失灵等也均可引起气胸。

2. 诊断

（1）通气困难（气道阻力增高、肺顺应性下降）。

（2）无明显诱因的血氧饱和度下降。

（3）无法解释的血液动力学改变。

（4）经过仔细的触诊、叩诊、听诊以及气管移位情况的查体，并结合 X 线胸片检查可明确诊断。

3. 处理

如气胸发生在手术开始建立气腹后或术中时，应立即停止注气并解除气腹，同时即刻行胸腔闭式引流术。待患者一般情况好转后，可尝试重新建立气腹，如此时生命体征持续平稳，可继续完成手术。

如气胸发生在手术即将结束时，如患者的生命体征较稳定可继续完成手术。如发生张力性气胸应立即于锁骨中线第二肋间处穿刺以引出气体。

七、气腹性心律失常

气腹状态下发生心律失常并不少见，但其病因目前仍不清楚。

1. 常见原因

一般认为，除了患者的个体差异外，气腹往往是重要的诱因。也有人认为低温的 CO_2 气腹是导致心律失常的可能原因。气腹性心律失常多发生于注气初期，因此，有人推测其发生可能与注气初期速度太快、流量过大有关。

2. 预防及处理

先低流量、低流速注气，待机体适应后再逐渐增加注气的量与速度，尤其是老年人、有心肺疾病或存在其他高危因素的患者；也可使用加温的 CO_2 气体注气来预防气腹性心律失常的发生。

通过停止注气并解除气腹通常可以纠正气腹性心律失常，严重者才需要药物或其他治疗。

八、恶心、呕吐

腹腔镜手术后发生恶心、呕吐的可能性高达 68%，但其病因尚不完全清楚。

1. 常见原因

可能与腹腔内手术操作、CO_2 气腹刺激胃肠或损伤胃肠黏膜，或与麻醉剂、术后疼痛管理和镇痛药的应用等有关。

2. 预防与处理

手术结束后预防使用抗呕吐药物可以较明显降低术后恶心、呕吐的发生率；在满足手术对视野要求的前提下，尽量降低术中 CO_2 气腹压也是减少腹腔镜手术后发生恶心、呕吐的有效方法。

九、肩　　痛

肩痛是腹腔镜术后比较常见的并发症，发生率高达 35% ～ 80%。不仅如此，其疼痛程度甚至可以超过手术切口的疼痛，约 80% 的患者都需要使用镇痛药物来缓解疼痛。

1. 原因

（1）术后腹腔内残余的 CO_2 气体是导致术后肩痛的最主要原因。

从解剖学上讲，膈神经和锁骨上神经均为颈丛的分支，膈神经属于颈丛肌支，由 C3 ～ C5 颈丛前支组成，其运动纤维支配膈肌，感觉纤维分布于胸膜、心包、膈下面的部分腹膜；锁骨上神经属于颈丛中的皮支，由 C3 ～ C4 颈丛前支的浅支组成，分布到颈下部、胸上部和肩部皮肤。由于支配膈肌的神经和肩部皮肤的神经都可发自 C3，所以膈神经一旦受到刺激就会反射性刺激锁骨上神经，进而引起肩部的疼痛。而术后残留在腹腔中的 CO_2 因体位和胃肠位置的关系会聚集在膈肌下，在水分的作用下能转化为碳酸，进而对膈神经产生刺激，引起肩痛。

（2）人工气腹张力对膈肌纤维的牵拉也会造成肩痛。

正常情况下，腹膜腔是壁腹膜和脏腹膜互相延续、移行，共同围成的不规则的潜在性间隙，中间没有气体，仅有 75 ～ 100ml 的浆液，呈略微负压状态。而气腹引起的高压会使膈肌上抬，膈下穹隆扩张，牵拉膈肌纤维，刺激分布于膈肌中央部腹膜上的膈神经，产生反射性肩部疼痛。

（3）腹腔镜手术的体位也是引起术后肩痛的常见因素。

据研究和数据统计发现，头低足高位患者的肩痛发生率比头高足低位患者的要高，而且康复时间更长。这可能是因为腹腔镜手术中采取头低足高位，由于重力的原因，使腹腔内液体（血性液体、腹腔渗出液、漏出液、冲洗液等）聚积于膈肌下部，从而刺激膈肌和膈神经，引起肩部反射痛。当然这也间接说明，即使不采取头低足高的体位，膈下积存的液体（如积血）也会对膈肌和膈神经产生刺激引起疼痛。

2. 预防与处理

（1）减少 CO_2 的吸收：氧疗能增加组织血氧含量，促进 O_2 和 CO_2 交换，减少碳酸对膈神经的继续刺激，从而减轻腹腔镜术后肩痛。所以，可以通过延长患者术后吸氧的时间（6～8小时），而使血液中氧气含量增加，结合多余的 CO_2，减轻患者术后肩痛的程度。

（2）降低气腹压力：国内外多项研究证实，低气压（≤ 10mmHg）与标准气压（12～15mmHg）相比，能够降低肩痛的发生频率和疼痛的程度。不过，虽然低压气腹可以作为常规手术开展，也比较适用于老年患者和伴有心、肺、肾基础疾病的患者，但对于一些有影响手术视野暴露因素的患者，如肥胖患者，还是需要足够高的气腹压力满足手术视野暴露的需求。

（3）排出残留气体和液体：术后我们可以在直视的情况下，吸出气体或人工适当挤压腹部，或通过正压通气、水排气法、氧气置换等方法，尽量排尽腹腔内残余气体。对于残留的液体，当然是通过吸引器将其抽吸干净，至于放不放引流管则需要视患者具体病情而定。有一个小技巧，冲洗过程中可以将患者的体位改为头高足低位，这样液体会随着重力的作用流入盆腔，经吸引减少残留液体，少量积液可经腹膜自动吸收，减少其对膈肌的刺激。

（4）多关注，予以镇痛：由于术后肩痛比较常见，而且多发生于术后1～3天，所以在患者刚做完手术的前几天，我们可以多关注患者有没有肩痛的症状，并及时对症处理，如非甾体类抗炎药和环氧化酶-2抑制剂都是很好的镇痛药物。

十、深静脉血栓形成

腹腔镜术后深静脉血栓和肺栓塞的发病率为 0.2% ～ 1.5%，发生深静脉血栓的高危因素包括：高龄、肥胖、长期吸烟史、有血栓形成病史、手术时间长、血液异常、血小板增多症等。深静脉血栓多发生在下肢深静脉，一旦发生血栓脱落可引起肺栓塞危及生命。因此，进行腹腔镜手术前，对存在以上高危因素的患者术前应使用低分子肝素预防性抗凝治疗，同时术后使用弹力袜、早期活动肢体等，均可降低血栓形成的风险。

1. 腹腔镜手术发生深静脉血栓的病因

患者体位及气腹因素均不利于静脉回流，导致外周静脉淤血，尤其对于存在深静脉血栓形成的高危因素者。有研究表明，CO_2 气腹压力将对患者下肢静脉血液回流造成影响，且气腹维持时间越长，对下肢静脉压迫越严重，进而使得静脉管腔直径持续扩张，深静脉血流速度持续降低，提高深静脉血栓风险。同时，腹腔镜手术后，由于手术应激，可引起血小板反应性改变，从而使血液呈高凝状态。表现轻者可引起下肢肌间静脉血栓，常表现为小腿肿胀、肌肉压痛阳性；而发生在髂股血管的血栓通常患肢肿胀、疼痛明显，伴下肢浅表静脉曲张，根据患者症状同时行下肢静脉彩超检查即可明确诊断。部分患者可用下肢静脉造影判断血栓的位置、范围和侧支循环。

2. 预防及处理

对存在影响凝血高危因素的患者术前应采取积极的预防措施，如术前使用低分子肝素抗凝，术中严格控制气腹压力、缩短手术时间，术后鼓励患者早期活动及下肢多做伸展活动。对于术后形成血栓的患者，治疗方法应根据病变具体类型而定。非手术方法包括溶栓疗法、抗凝疗法及祛聚疗法，手术方法包括切开取栓术及经导管直接溶栓术。

参 考 文 献

郭应禄.2016.泌尿外科内镜诊断治疗学 [M].北京:北京大学医学出版社 .

孙大为.2015.妇科单孔腹腔镜手术学 [M].北京:北京大学医学出版社 .

魏东.2020.腹腔镜结直肠手术图谱 [M].北京:中国科学技术出版社 .

第 7 章　腹腔镜手术的资格训练

一、美国腹腔镜外科学基础项目

由于腹腔镜手术不同于传统的开腹手术，现阶段很多基层医院仍然以 2D 腹腔镜为主，2D 腹腔镜镜头使术野从三维转为二维，术者缺乏对深度的感知，虽然 3D 腹腔镜和达·芬奇机器人可以提供纵深感，但仍与开腹手术视野差距较大。腹腔镜手术是利用腹腔镜器械通过穿刺器进入腹腔内完成的，术者失去触觉的反馈。同时，以腹壁为支点的穿刺器限制术者的操作范围，且腹腔镜器械在体腔内的运动方向与腔外相反。为了减少手术并发症的发生，外科医生需要在手术室外进行腹腔镜技能的基础训练，但外科医生在手术室外进行基础训练的训练方式和效果评估参差不齐，所以早在 1990 年美国胃肠道与内镜外科医师学会（SAGES）首次发布了以"向腹腔镜外科医师传授标准化的理论知识和实践技能"为总目标的腹腔镜培训指南。1998 年专家研究并开发了一套用于外科医师培训及评估腹腔镜手术技能的模型，称为麦吉尔非生物腹腔镜技能培训和评估系统（MISTELS），之后几年的研究验证了该系统的有效性。20 世纪 90 年代末，SAGES 成立了腹腔镜外科学基础委员会，负责研究并开发用于腹腔镜外科学基础教学与评估的教材与项目。2004 年 SAGES 在 MISTELS 系统及相关研究的基础上，通过反复的研究及修改，开发了腹腔镜外科学基础（FLS）项目，并得到美国外科医学委员会（ABS）的支持。2010 年开始，在美国参加普通外科医师资格考试的学员必须通过 FLS 考试。FLS 是一个综合性的教育和评估项目，它将开展腹腔镜外科手术所需的基础知识、临床判断和技能传递给学生。

在过去十几年中，FLS 项目在美国已成为腹腔镜外科培训和评估的金标准。自 2010 年起，ABS 要求所有参加该委员会资格考核的医师都必须完成 FLS 的培训及相关考核，也标志着该培训和考核体系在美国已经成为腹腔镜手术操作技能训练的标准。我国曾有 14 位副主任医师以上职称的医生参加 FLS 认证考试，虽然技能考试全部都能通过，但理论考试通过部分仅为 15% 左右。这反映了我国在腹腔镜外科教育中存在缺乏统一的培训、统一的技术规范、统一的质控标准、"重技术、轻理念"等诸多问题。

腹腔镜手术是目前乃至将来中国外科医师经常采用的手术方式。据了解，目前中国尚无标准的腹腔镜外科培训和测试系统，对于住院医师缺乏正式的腹腔镜技能培训项目，用于腹腔镜外科的培训教材也比较有限。作为一项被验证的培训和考试项目，FLS 可以很容易融入外科培训项目中。

二、欧洲妇科内镜手术培训及考核体系

随着医学的进步及科技的发展，现代妇科手术以内镜技术为代表的微创手术已经成为妇产科医生的必备基础技能之一。然而，内镜技术的培训并没有纳入住院医师规范化培训体系，年轻医生也没有养成内镜操作的习惯。同时，内镜手术技能培训方面尚无统一标准，考核标准主要依靠考官主观判断，缺乏一套标准化、客观的可衡量的培训手段及可量化的

考核方法及指标。为解决以上问题，中国医师协会妇产科医师分会借鉴国外成熟的培训经验及住院医生内镜规范化培训与考核体系，引入妇科内镜手术培训及考核体系（GESEA）并进行多医院试点。

GESEA 培训考核体系由欧洲妇科内镜学会（ESGE）及其下辖欧洲妇科内镜培训学院（EAGS）开发，定位内镜技能规范化分层分级培训与考核，旨在为住院医师提供规范化、标准化的考核方式，考核结果客观可衡量的妇科内镜技能培训。其最大的特点在于：

（1）标准化的培训模式，覆盖腔镜培训的基本技能，规范腔镜技能培训形式。

（2）分层级的培训模式，在欧洲通过 GESEA 初级的培训及考核，方可进入手术室作为扶镜手或助手开始参与内镜手术；通过 GESEA 高级的培训及考核，方可作为主刀开展内镜手术，按要求积累了一定数量的手术主刀例数后，方可凭 GESEA 考核通过证书，在 ESGE 授权的各大内镜手术中心申请妇科内镜专科医师相关的培训及进修。

（3）客观的考核标准，通过电脑评分系统自动量化内镜技能水平，减少对师资的人力工作要求，降低主观打分的影响。

（4）有利于中外医院技能培训的互动和互相认可，GESEA 体系已在 160 多个国家推广，近年来已逐渐成为英国、法国、德国、意大利、比利时、葡萄牙等众多国家住院医师规范化培训的重要组成部分；在欧洲，通过 GESEA 考核的住院医师人数已超过 10000 余名。

GESEA 是专业腔镜技术等级认证体系，有助于医生在进入手术室前迅速掌握腹腔镜、宫腔镜等操作技能，并鼓励临床医师通过培训体系达到预期培训目标，持证上岗，从而提升手术操作专业性及手术技术，以推广、提高内镜手术技能。该培训不仅仅是手术技巧的训练，还包括对仪器设备原理和功能的理解、仪器设备故障的处理等（图 7-1）。

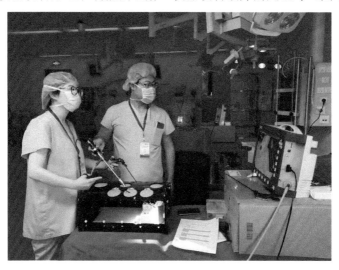

图 7-1　妇科腹腔镜技能培训

GESEA 腔镜技能培训内容包括理论学习、宫腔镜协调性技能培训测试（HYSTT1+HYSTT2）、腹腔镜协调性技能培训测试（LASTT1+LASTT2）与腹腔镜精细缝合与打结培训测试（SUTT1+SUTT2）几部分，二个 Level。此章节只给大家介绍腹腔镜技能培训 Level 1 操作规则内容。它是一种很好的训练临床医师操作技巧的培训方式，所有进行腹腔镜手术需要的手术技巧都涵盖在该培训当中，从基本手眼协调的训练，到缝合与打结技巧的练习。通过充分的腹腔镜体外训练，缩短腹腔镜的学习曲线，从而更好地进行临床手术。

（一）LASTT 培训与测试

1. LASTT 科目简介

（1）LASTT 科目包括：①视野定位（目的是评估扶镜及控制 30° 镜子的技能）；②手眼协调（目的是评估同时控制镜子及器械的能力）；③双手配合（目的是评估同时操作两把器械的能力）。

（2）LASTT 科目要求：①每个科目完成 3 次；②两人一组，一人操作，另一人辅助；③每次科目完成后学员交换位置；④听从导师口令，所有学员统一开始并计时；⑤得分为完成科目所需时间。

（3）LASTT 穿刺孔位置及戳孔分布：LASTT 的 3 项科目的入路选择（图 7-2），镜子从操作孔 3 通过 10mm 穿刺器从正中进入，抓钳分别从中间两外侧进入（即操作孔 4A/4B）。

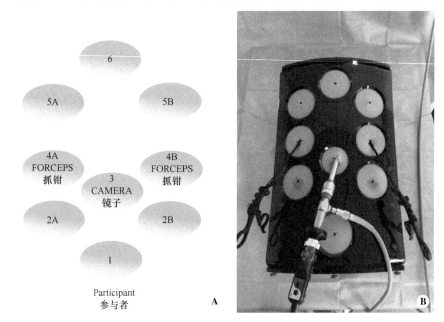

图 7-2　入路选择（1）

2. LASTT 科目操作步骤简介

（1）视野定位（图 7-3）

目标：

A. 通过调整 30° 镜子方向，观察盆腔结构的重要位置。

B. 用非主力手扶镜。

C. 使用主力手旋转导光束，获取正确视野。

1）起始位置（图 7-4）

A. 镜子置入模拟箱后，确保 2 条斜板及 +heAcademy 标志在视野内。

B. 该科目操作时间不超过 120 秒。

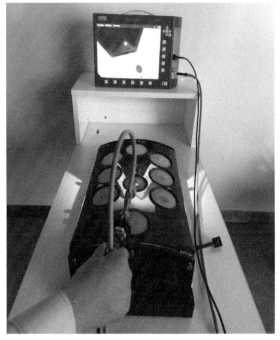

图 7-3　视野定位

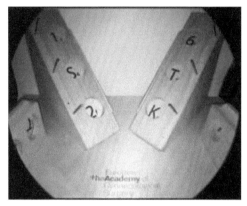

图 7-4　起始位置

2）视野定位操作（图 7-5）

A. 首先寻找到第一个标示 1a。

B. 移动镜子，使右下角字母（a）置入中心圆圈。

C. 当导师说"OK"时可以转向下一动作。

D. 搜索定位下一字母，即大写 A。

E. 持续这样的搜索，直至搜索定位到最后一个位置"Nend"。

3）评分

A. 在 120 秒内完成最后动作（Nend）将最终用时记录在案（分：秒：时）。

B. 120 秒未完成最后动作（Nend），将最后的小字母的位置记录在案（如：2f，Tn，……）。

（2）手眼协调（图 7-6）

目标：

A. 评估非主力手扶镜并定位的能力。

B. 主力手操作一把抓钳的能力。

1）起始位置（图 7-7）

视野中应有：

A. 木质模型。

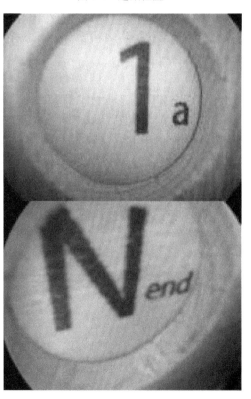

图 7-5　视野定位操作

B. +heAcademy 标志及 12 枚彩色环（每种颜色两个）。

C. Kelly 钳头端。

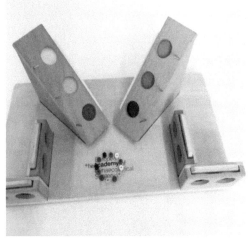

图 7-6　手眼协调　　　　　　　　　　　图 7-7　起始位置

2）操作（图 7-8）

A. 在每根相应颜色立柱上套上 1 枚圆环。

B. 如果圆环掉落，可使用第二个圆环，或捡起掉落的圆环。

C. 操作时间不超过 180 秒。

3）评分

A. 180 秒内完成 6 枚圆环放置，记录最终用时（分：秒：时）。

B. 180 秒未完成，记录正确放置的圆环数量。

（3）双手配合（图 7-9）

目标：评估使用主力手及非主力手同时操作两把器械的能力。

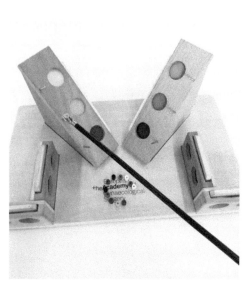
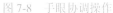
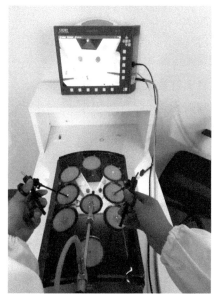

图 7-8　手眼协调操作　　　　　　　　　图 7-9　双手配合

1）准备

A. 将 12 枚彩色图钉（每种颜色 2 枚，图 7-10）围绕 +heAcademy 标志放置。

B. 助手持 0° 镜子。

C. 主力手握持 Kelly 钳，非主力手握持无创抓钳。

2）起始位置（图 7-11）

视野中应包括：

A. 木制模型。

B. +heAcademy 标志及 12 枚彩色图钉，每个颜色各有两个。

C. Kelly 钳及无创抓钳钳头。

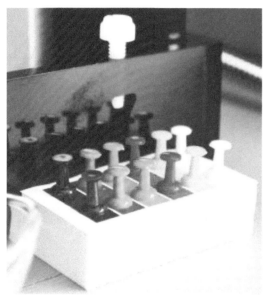

图 7-10 彩色图钉

图 7-11 起始位置

3）操作（图 7-12）

A. 使用非主力手中无创抓钳抓起图钉塑料部分。

B. 将图钉在空中传递给主力手，抓取图钉金属部分。

C. 将图钉放入对应颜色的圆环内，一共 6 枚。

D. 如果滑落一枚图钉，可以使用第二枚图钉。

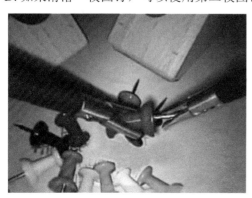
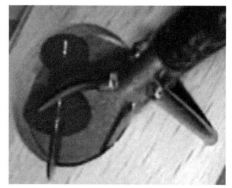

图 7-12 双手协调操作

4）评分

A. 180 秒内完成 6 枚图钉放置记录最终用时（分：秒：时）。

B. 180 秒未完成，记录放置完成的图钉数量。

（二）SUTT 培训与测试

1. SUTT 科目简介

SUTT 是用于测试腹腔镜下精细和复杂缝合水平的培训模型，其目标是通过正确的持针和体腔内打结来测试腹腔镜下精细和复杂缝合的能力水平。SUTT 计分标准：①完成操作的时间；②缝合质量，包括精确穿过孔洞、缝合路径正确、打结质量及无创（不损伤周围组织）。

2. SUTT 科目穿刺孔位置及分布

SUTT 科目的入路选择（图 7-13），镜子从操作孔 1 通过 10mm 穿刺器从正中进入，持针器分别从两前外侧进入（即操作孔 2A/2B）。

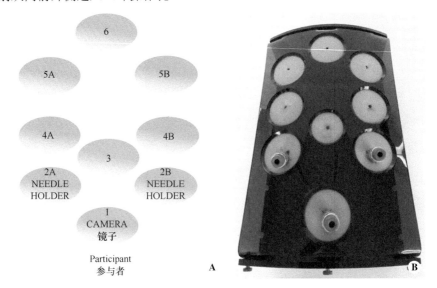

图 7-13　入路选择（2）

3. SUTT 科目操作步骤简介

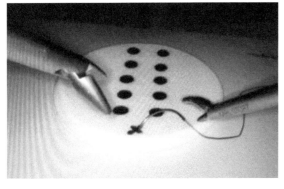

图 7-14　SUTT 科目准备

（1）准备（图 7-14）

1）将缝针置于打结缝合板的十字上。

2）使用两把持针器。

（2）操作要求（图 7-15）

1）用主力手完成 4 次单独的缝合和 1 次使用外科结的缝合。

A. 让缝线精确地在黑色圆点间进出。

B. 在缝合打结板上留下足够长的线用于评估。

C. 用腹腔镜剪刀剪断缝线。

2）任选 5 次缝合中的 1 次，确保有一个外科结完成，也就是，第一个结的线圈绕两次，每一次锁紧。

3）整项科目使用一根 20cm 长的 2-0 手术线，缝针规格为 V-20，长度 ≤ 26mm。

4）直到缝合结束、缝线两端放开或者完成打结，该项目计时才结束。

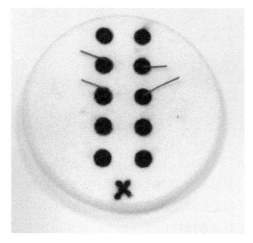
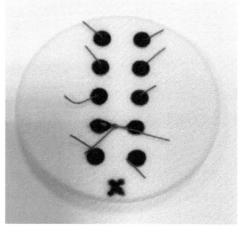

图 7-15　SUTT 科目操作要求

缝合方法技巧：正确的夹持缝针可以更准确地进行缝合。缝合时重要的一点是进针时必须将缝针与缝合板相垂直，通常多采用单纯间断缝合，该方法满足所有腹腔镜手术，同时还可以避免缝线纠缠成团（图 7-16）。

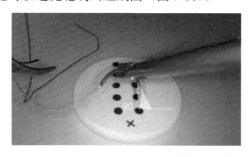
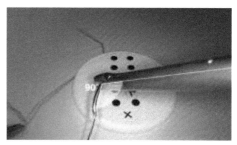

图 7-16　缝合时进针示意图

（3）评分（图 7-17）

计分表：

1）操作时间不超过 15 分钟。

2）15 分钟内完成科目，将最终用时记录在案（分∶秒∶时）。

3）15 分钟内未完成科目，记录下时间 15∶00∶00，将结果记录在表。

(4) 结束（图 7-18）

结束后需要把缝线留在打结缝合板上，用于接下来的质量检查。

以上是 Level1 方面的操作和考核标准，GESEA 腔镜培训最大的特点是制定了客观的考核标准，通过电脑评分系统自动量化内镜技能水平，减少对师资的人力工作要求，降低主观打分的影响。此培训项目对于新入院的住院医师、住院医师规范化培训基地的医师及临床型研究生等的规范化腔镜技能培训有非常重要的意义。

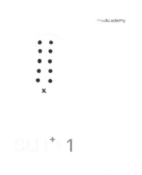 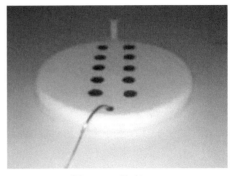

图 7-17 SUTT 评分内容　　　　　图 7-18 结束

（三）GESEA 腔镜培训具体实施方案

1. 实施方案

对新入医院的住院医师规范化培训基地医师及临床型研究生纳入 GESEA 腔镜培训，制定入门前测试，记录测试分数，入门后由专职老师进行理论及实践技能培训，按照考核培训要求进行考核培训。课程主要包含：腔镜技能练习（系统性在线理论学习和实用性协调性技能练习）、考试、手术技能培训（媒体库手术教程和腹腔镜方面的学术会议、学习班、临床培训）等几个方面。GESEA 腔镜培训采用分层级的培训模式。在欧洲，通过 GESEA 初级的培训及考核，方可进入手术室作为扶镜手或助手开始参与内镜手术；通过 GESEA 高级的培训及考核，方可作为主刀开展内镜手术，按要求积累了一定数量的手术主刀例数后，方可凭 GESEA 考核通过证书，在 ESGE 授权的各大内镜手术中心申请妇科内镜专科医师相关的培训及进修。该培训具有客观的考核标准，通过电脑评分系统自动量化内镜技能水平，减少对师资的人力工作要求，降低主观打分的影响，有利于中外医院技能培训的互动和互相认可。

2. 具体实施计划

（1）制定培训考核项目安排，包括入门前测试，测试每个学员掌握腔镜技能情况，如图 7-19 所示。

COGA-GESEA试点项目支持文件					
培训记录表-级别1					
学员姓名：		医院：		入学时间：	
练习日期	开始时间	结束时间	练习时长（min）		指导老师签名
			LASTT1	SUTT1	HYSTT1

图 7-19 培训记录表

（2）测试后制定详细的培训日历（图 7-20），安排培训老师，进行理论及实践技能培训。

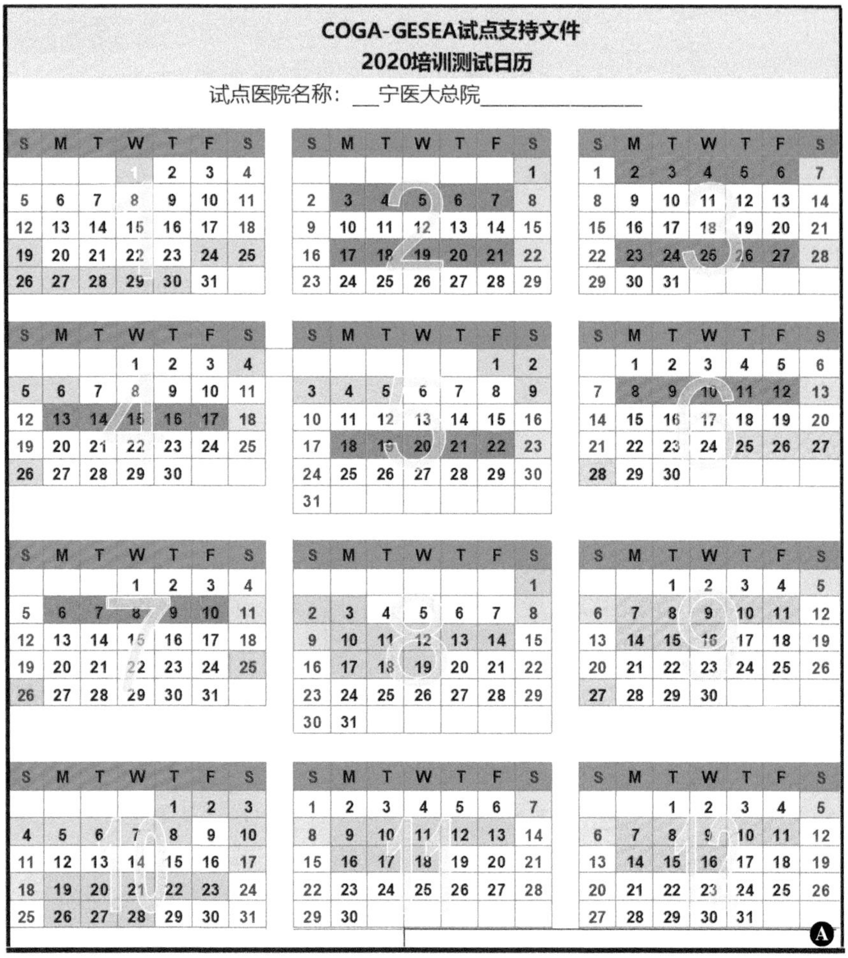

1	调休上班日、调休假日、法定假日	不安排练习
1	周内级别1培训练习	每天两组，8人/天，练习3h,每天1位导师指导
1	周末级别1培训练习	周六、周日培训，16 或 24人/天，每天2个导师指导
1	周内级别2培训练习	2020年下半年2018-2019级学员合格者升级培训级别2课程
1	周末级别2培训练习	
1	测试	2019年12月27、29日入门测试，2020年7月结业测试，2020年8月2020级学员入门测试，及2018-2019级学员级别2入门测试

B

图 7-20　培训日历

培训过程中每位学员根据排班进行培训练习，需要登记每个模块的练习时间，需要当天的指导老师签字，每个学员需要参加 6 次以上培训方能参加测试，需要使用设备拍照记录练习时间。

3. 培训后测试

在经过入门前测试获得成绩后，制定详细的培训计划，按照日历安排进行详细的培训，学员进行多次培训及练习后进入测试环节。如图 7-21 安排。

日期	开始	结束	用时（分钟）	内容	参与者
	8:15	8:30	15	签到	All/第一天参加测试学员
	8:30	9:00	30	GESEA测试规则介绍	All/第一天参加测试学员
	9:00	11:30	150	LASTT1+SUTT1+HYSTT1测试	第一组
12月27日	11:30	12:30	60	中午休息&清场	
	12:30	15:00	150	LASTT1+SUTT1+HYSTT1测试	第二组
	15:00	17:30	150	LASTT1+SUTT1+HYSTT1测试	第三组
	17:30	18:00	30	整理会场	
	8:15	8:30	15	签到	All/第二天参加测试学员
	8:30	9:00	30	GESEA测试规则介绍	All/第二天参加测试学员
	9:00	11:30	150	LASTT1+SUTT1+HYSTT1测试	第一组
12月29日	11:30	12:30	60	中午休息&清场	
	12:30	15:00	150	LASTT1+SUTT1+HYSTT1测试	第二组
	15:00	14:30	90	LASTT1+SUTT1+HYSTT1测试	第三组
	14:30	17:00	30	清场	

图 7-21 考试安排

对所有学员培训后与培训前成绩进行分析及对比，通过 Level1 考试的学员进入 Level2 环节，进行下一轮更高级别培训。

腹腔镜手术是外科手术现在和未来发展的方向，培养和提高青年医生掌握腹腔镜技能变得日益重要。模拟器训练是一直被认可的一种辅助模拟手段，它的主要优点是允许学习者在临床区域以外的安全环境中获得程序技能。尽管手术技术在不断发展，但是腹腔镜培训的基本技能仍然没变，GESEA 腹腔镜评估系统应用于妇科腹腔镜培训，与 FLS 培训系统一样，可以不断提高腹腔镜技能培训效果，同时促进微创外科的发展。

参 考 文 献

Campo R, Molinas CR, De Wilde RL, et al. 2012. Are you good enough for your patients? The European certification model in laparoscopic surgery[J]. Facts Views Vis Obgyn. 4(2): 95-101. PMID: 24753896; PMCID: PMC3987500.

De Win G, Everaerts W, De Ridder D, et al. 2015. Laparoscopy training in belgium: results from a nationwide survey, in urology, gynecology, and general surgery residents[J]. Adv Med Educ Pract. 6: 55-63. doi: 10.2147/AMEP. S75747. PMID: 25674032; PMCID: PMC4321567.

Hur HC, Arden D, Dodge LE, et al. 2011. Fundamentals of laparoscopic surgery: a surgical skills assessment tool in gynecology[J]. JSLS. 15(1): 21-26. doi: 10. 4293/108680810X12924466009122. PMID: 21902937; PMCID: PMC3134690.

Husslein H, Shirreff L, Shore EM, et al. 2015. The generic error rating tool: A novel approach to assessment of performance and surgical education in gynecologic laparoscopy[J]. J Surg Educ. 72(6): 1259-1265. doi: 10.1016/j.jsurg. 2015. 04. 029. Epub 2015 Jun 22. PMID: 26111823.

Lentz GM, Mandel LS, Lee D, et al. 2001. Testing surgical skills of obstetric and gynecologic residents in a bench laboratory setting: validity and reliability[J]. Am J Obstet Gynecol. 184(7): 1462-1468; discussion 1468-1470. doi: 10.1067/mob. 2001. 114850. PMID: 11408869.

Rabischong B, De Wilde RL. 2016. Gynaecological endoscopic surgical education and assessment. A diploma programme in gynaecological endoscopic surgery[J]. Eur J Obstet Gynecol Reprod Biol. 199: 183-186. doi: 10.1016/j.ejogrb. 2016. 02. 003. Epub 2016 Feb 17. PMID: 26946312.

Sleiman Z, Tanos V, Van Belle Y, et al. 2015. The European academy laparoscopic "Suturing Training and Testing" (SUTT) significantly improves surgeons' performance[J]. Facts Views Vis Obgyn. 7(3): 153-60. PMID: 26977264; PMCID: PMC4788330.

Tunitsky-Bitton E, King CR, Ridgeway B, et al. 2014. Development and validation of a laparoscopic sacrocolpopexy simulation model for surgical training[J]. J Minim Invasive Gynecol. 21(4): 612-618. doi: 10.1016/j.jmig. 2013. 12. 124. Epub 2014 Jan 21. PMID: 24462591.

第 8 章　腹腔镜技能实践培训

一、培训目的

我国腹腔镜技术发展于 20 世纪初，随着腹腔镜理论、技术、方法的不断发展以及新型设备、器械的不断推出，腹腔镜技术已经涉及外科所有领域。如今，中国腹腔镜技术在许多方面已处于国际领先地位，外科医生在腹腔镜手术中也积累了丰富的经验，腹腔镜手术的并发症也不断减少，但手术适应证、规范化操作、并发症的预防仍是目前需要重视的内容。因此，现在需要不断规范腹腔镜培训基地的建设，制定系统的腹腔镜培训计划，同时对腹腔镜手术医师进行资格认证和手术质量控制，通过建立腹腔镜培训制度，达到以下目的：掌握腹腔镜手术设备构造和腹腔镜手术的基本知识；熟悉腹腔镜手术器械的基本构造、工作原理及操作技巧；熟悉腹腔的生理解剖及病理改变并能严格把控腹腔镜手术的适应证和中转开腹手术的指征；掌握腹腔镜下各种操作技能；助手与术者默契的配合；掌握腹腔镜手术并发症的防治。要想达到以上目的，必须进行规范培训，使学员了解腹腔镜手术的特殊性，掌握腹腔镜基本的操作步骤。

（一）腹腔镜手术的特殊性

1. 视觉的差异

开腹手术是通过使用 Halsteadian 原则来教授的，其中包括"看一，做一，教一"。该原则依赖于大量的手术暴露而不是特定的过程结构。而微创手术中的模拟允许学习者在手术室外的安全且无压力的环境中练习新的手术操作技能，从而缩短学习曲线。此外，传统的开腹手术从视觉上属于三维画面，摸得见，看得着；而腹腔镜手术是通过荧屏转录进行的，失去了眼睛的三维成像及手的精细触觉，并且依赖于腹腔镜手术器械，因此掌握腹腔镜手术要经过艰辛的培训过程，首先是视觉的转变，通过在模拟器上的训练，达到从三维操作空间转变到二维操作空间。

2. 触觉的差异

腹腔镜手术时术者只能通过器械与组织之间进行间接接触，用器械去接触和处理病变组织，没有手对操作组织和器官的直接接触，只有通过器械传导的间接触觉。因此，触觉差异增加了腹腔镜手术的学习难度。

3. 操作的差异

腹腔镜手术在使用器械进行切割、分离、结扎、缝合和止血等基本操作方面，与传统开腹手术有很大的不同。这些原本在开腹手术下很容易完成的基本操作，但要做到在腹腔镜下熟练掌握并非易事，术者必须学会操纵长的手术器械；在腹腔镜视野下器械轻微的抖动也将被放大，而且器械的活动范围受到穿刺孔的限制，使得操作动作较传统手术更为困难。

4. 器械的改变

腹腔镜手术是在相对密闭的"腔"内进行，因此需要利用穿刺器使用腹腔镜器械进行手术操作。相对于开腹手术的器械，腹腔镜手术的操作器械长度通常在 280 ～ 400mm，直径一般为 2 ～ 12mm，最有特色的是器械头、柄之间有一传送杆，将操作柄的功能（如头旋转、张开、闭合或更复杂的要求）通过传送杆送达功能头，实现操作目的。为了便于腹腔镜下的操作，部分器械做了必要的改进，以适应腹腔镜下使用，如电凝钩、吸引器等。腹腔镜手术在夹闭血管和组织时，一般均以钛合金夹或高分子合成物夹来替代；在缝合时可使用 v-loc 倒刺线进行免打结的缝扎方法；而线性切割吻合器可用于切断血管、肠肠吻合，既方便操作又安全省时。因此腹腔镜手术要通过不断培训使学员适应手术器械，掌握各种器械的规范使用。

（二）掌握腹腔镜基本操作

随着腹腔镜技术的不断发展，目前腹腔镜技术可以治疗包括良、恶性肿瘤在内的所有疾病，同时临床医生在手术中也积累了丰富的临床经验，大大降低了腹腔镜手术的并发症，并且得到了广大患者的认可，外科医生都渴望掌握腹腔镜技术。

腹腔镜技术广泛应用于外科手术，它的安全性和有效性已与开腹手术相媲美，同时有住院时间短、恢复快等优点，因此，腹腔镜技术是微创外科医生必须掌握的一种诊治手段。但是腹腔镜手术质量与术者操作技能有密切关系，为了能安全开展腹腔镜技术，要求临床医生在实施腹腔镜手术前需经过培训和实习，同时掌握腹腔镜手术的指征、术前准备、手术步骤。

随着对手术安全要求的不断提升，国家卫健委为了规范培训腹腔镜技术，发布了各种规章制度和成立了培训基地，并逐渐过渡到腹腔镜手术资质的认证。由于腹腔镜手术涉及的不仅仅是技术，还有其他能量器械等的使用及操作方法，因此，腹腔镜技术的培训显得更加重要，同时需进一步完善培训体制。尤其在开展腹腔镜手术前，需要对临床医生进行腹腔镜手术器械、能量器械等的培训，不断改善和提高腹腔镜手术质量，减少腹腔镜手术并发症。

二、培训内容与方法

（一）培训内容

腹腔镜手术与传统外科手术的共同点是暴露、分离、止血、打结；而腹腔镜手术区别于传统手术的特点是二维的空间观念感。所以需要熟练掌握腹腔镜器械的能力，腹腔镜下解剖的辨识能力，双手的协调能力等。由此可见掌握腹腔镜技术难度大，学习曲线长，培养模式与传统外科医生的培养模式也应不同。研究发现，腹腔镜医生手术的训练效果、手术经验与腹腔镜手术并发症的发生有着密切的关系。而在学习腹腔镜技术时，首先要熟悉腹腔镜的各种器械及腹腔镜设备的使用，然后进行腹腔镜模拟器、动物实验训练，在此基础上，必须从理论上认识腹腔镜操作的适应证、禁忌证和可能发生的并发症。同时结合相关手术图谱、手术录像及相关专业书籍，结合模拟培训，从简单到复杂逐渐掌握操作技巧，达到理论与实践相统一。

腹腔镜的培训内容包括理论学习、模拟训练、观摩手术、参加动物实验、担任手术助手，逐渐过渡到独立操作等内容。

1. 理论学习

腹腔镜模拟器提供了一个理想的模型，用于研究人们如何从初学者成长为一名专家。学习腹腔镜基础知识的第一步是认知阶段，即学习手术操作流程；第二步是联想阶段，即学习如何进行手术操作；第三步是自主阶段，此时临床医生的手术操作非常自如，不需要刻意思考如何进行手术操作。腹腔镜培训的理论学习内容包括了解腹腔镜发展史，掌握腹腔镜手术的操作程序（包括气腹的建立、穿刺器置放、腹腔镜基本操作），掌握腹腔镜手术的适应证和禁忌证，掌握腹腔镜手术的并发症及防治措施等。

另外，与开腹手术相比，熟悉腹腔镜下的解剖尤为重要。由于手与操作的组织和器官不直接接触，手术者对器官与周围组织和血管的关系的判断就有难度。熟悉镜下的解剖不但有助于找到正确的手术间隙，达到"无血"手术，而且避免周围组织和器官的损伤，比如胃肠手术中进入正确的骶前间隙、Toldt 筋膜间隙和胃结肠间隙就很重要。并发症的发生与对解剖变异或镜下解剖不熟悉有一定关系。对于解剖变异，经验不足的医师不易准确判断，特别是在出血较多，有局部病理改变的情况下更是难以判断。

2. 熟悉腹腔镜手术的基本设备

腹腔镜手术依赖手术器械，如果要很好地开展腹腔镜手术，就必须熟悉并掌握腹腔镜的各种仪器设备，如腹腔镜摄像系统、气腹系统、冲洗吸引系统、手术使用的抓钳和剪刀等，同时还需要了解电能量系统，如超声刀、血管吻合器等相关器械的工作原理及操作方法。只有熟悉腹腔镜手术器械的性能和使用原理，才能更好地预防术中并发症的产生。

3. 反复的模拟训练

菲茨（Fitts）和波斯纳（Posner）总结了掌握腹腔镜外科技能的三个阶段，即认知、整合和自主（图 8-1），最初两个阶段腹腔镜技能的学习完全可以在模拟实验室中完成；第一阶段学员认识任务并完成若干小的独立步骤，操作可能经常出错；练习和反馈下逐渐进入下一阶段，此时仍然可能思考操作任务，但动作更协调流畅。在最后阶段，操作已变为自主，即在手术室中不需要刻意的认知意识，动作快速、准确、高效，运用器械合理并可应对特殊情况。

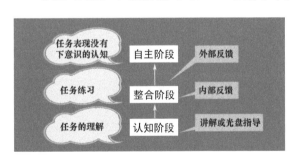

图 8-1　腹腔镜操作技能学习过程

同时指导老师要纠正初学者在操作时的错误，鼓励并不断提升初学者技能。腹腔镜模拟训练任务包括以下内容：

（1）手眼协调训练：主要为了提高学员的手眼协调能力。在训练箱中放入两个大小相同的圆盘，其中一盘内放置不同颜色的小物块（可以选用黄豆或花生代替），另外一个则是空的，学员被要求使用分离钳将物块逐一夹取并移动到另外一个区域，中间过程需完成双手传递。操作过程应尽量做到快、稳、准，不要碰到周围的物体。学员可以随时调整镜头，使物块始终清晰地保持在手术视野中（图 8-2）。

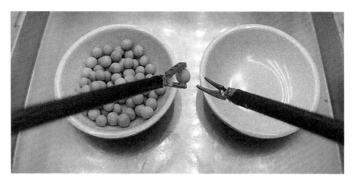

图 8-2　手眼协调训练

（2）定向训练：主要为了提高学员的三维空间感知能力。在训练箱内放入装有柱子的任务板，柱子上面有大小适中的孔，学员被要求操作器械夹取铁丝完成穿孔操作。通过多次反复训练，学员的腹腔镜操作定向能力可以得到提高（图 8-3）。

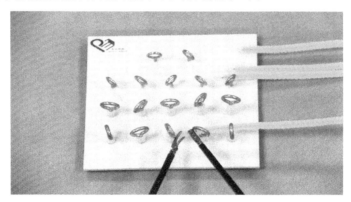

图 8-3　腹腔镜下定向训练

（3）组织分离训练：分离是显露深部组织和游离病变组织的重要步骤。腹腔镜手术是要按照正常组织间隙的解剖平面进行分离，对局部解剖熟悉，掌握血管、神经和较重要器官的走向和解剖关系，就能较少引起意外损伤。训练时可进行剥葡萄皮练习（图 8-4）：模拟器里放几枚葡萄，用钳子和剪子完整地把葡萄皮剥下来，熟悉分离手感和器械反馈来的感觉。

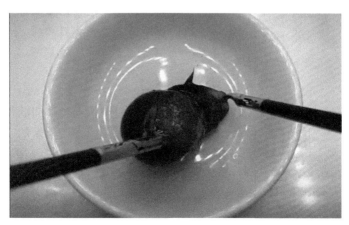

图 8-4　组织分离训练

（4）缝合与打结训练：将一块长方形海绵片放置在训练箱底板并进行固定，进行简单的点对点缝合，并打结（图 8-5）。打结时，要求另一学员充当助手角色，协助固定线结以及剪除线尾。简单对合缝合熟练掌握之后，可以进一步学习连续缝合，同样需要助手的配合。除用胶片、纱布进行训练外，还可选用离体的动物器官，如肠管、实质脏器等进行训练。

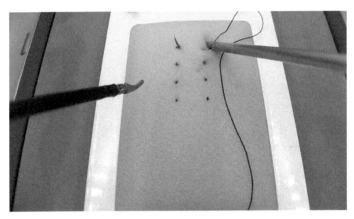

图 8-5　缝合与打结训练

与开腹手术不同，镜下缝合与打结技术，是重点又是难点。腹腔镜器械笔直纤长、触觉减弱、穿刺器的支点效应、2D 显示器视野深度缺失等因素，更是大大增加了腹腔镜下缝合与打结的难度；每次的缝合、打结练习，需要术者一步一步持针、进针、运针、出针、绕线、打结等。顺利完成这些动作，需要术者进一步提高腹腔镜技术和助手默契良好的配合。因此，只有通过加强科学、合理的训练和持之以恒的实践，才能不断提高和突破。

4. 观摩手术及手术录像

现场手术演示、手术视频直播和手术录像的观摩是掌握腹腔镜技能的重要手段。充分利用现代信息社会的互联网平台，下载大量的手术录像，通过反复观摩经典的手术录像初步了解腹腔镜下的解剖及各种手术步骤（这种经典手术录像往往只有精华部分，少有手术全程及特殊情况的处理），温故而知新，对于感兴趣的手术，医生还可反复观摩手术录像得到进一步研究提高。观摩现场手术或观看手术视频直播不但可以了解手术的全部过程，术者还会进行难点及注意事项的详细解说，同时还可以通过与术者的现场交流获得对疑难问题的随时解惑。

5. 参加进修学习

腹腔镜手术需要团队之间的紧密协作（图 8-6），对手术人员之间的相互配合有着更高的要求。主刀医生在团队配合中具有核心作用，主刀医生主导着手术的方向与进程。扶镜手是手术组的眼睛，手术视野在一定程度上控制在扶镜手的手中，因此，扶镜手必须熟悉和领会手术者的意图和操作，这样才能更好地控制手术视野的远近、范围和观察方向。第一助手同样应该具备比较熟练的腹腔镜器械使用技巧，如能够使用血管钳和肠钳在镜下准确地到达手术区域并夹持相应组织。

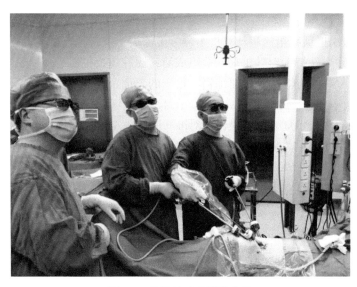

图 8-6　腹腔镜手术团队协作

在进修学习中，努力从单纯的观摩手术，到充当扶镜手和第一助手，在有经验的医师指导下学习如何进行手术配合，并进行一些手术操作，进一步熟练使用腹腔镜器械，掌握腹腔镜手术的镜下解剖及手术步骤，尤其是许多术中并发症的发现和处理，需要平时的参观学习，这种珍贵的处理经验是"可遇而不可求"的。努力和术者一起思考，遇到不理解的问题，可以及时提问并得到解答。学员还可以彼此讨论和交流，这种现场手术的学习方式，能够调动学员的积极性，并能让学员参与其中，是最好的学习方法。

（二）培训方法

建立有资质的腹腔镜培训中心，可以从理论、实践等方面培训学员，使学员掌握腹腔镜手术的基本功。而培训基地的建立必须具备一定的条件，如教学场所、教学设备、动物手术室以及具有带教资质的教师等。理想的培训可缩短腹腔镜培训的学习曲线，使学员尽早掌握腹腔镜基本操作。

1. 理想的培训环境

手术的主要焦点是患者的安全和手术每个操作步骤的有效性，这也是培训学员的主要目标，理想的培训环境包括以下特点：①以学员为中心，有利于学习；②轻松的训练环境，允许学员与指导老师进行交流；③具有培训专用时间；④培训导师具有专业经验，且起到示范作用；⑤培训时学员能够专注；⑥安静的培训环境，尽量减少干扰（电话、交谈、音乐等）；⑦培训中心要有学习反馈的设备，如视频记录和拍照的仪器；⑧培训课后可进行公开的反馈。

2. 培训步骤

对医师的初步培训应在模拟器上进行，模拟器训练的主要目的是训练医师手眼脑等各个器官的协调性，以及熟练使用各种手术器械。培训基地必须配置相关的腹腔镜模拟器及相关设备才能对医师进行培训，包括普通腹腔镜模拟器、智能模拟训练器、各种操作工具以及动物手术室。

（1）常见模拟器种类

1）自置简易模拟训练箱：用计算机 1 台、摄像头 1 个、腹腔镜基本操作器械（包括抓钳、分离钳、剪刀以及持针器各 1 只）等组成简易腹腔镜模拟器。使用长 40cm，宽 30cm，高 20cm 左右的木箱作为基本模拟训练箱，箱子的表面留 4 ～ 5 个直径 2cm 的圆孔，训练箱的一侧为活页门，便于放置或更换标本。在木箱的顶端安置一个摄像头，并与计算机连接。光源采用摄像头自带灯光，将摄像头对准腹腔镜模拟台操作箱内，适当调节镜头角度，开机后通过摄像头自带软件将手术操作视野传至计算机显示器平面上，进行基本操作技能模拟训练。该方法成本低廉，制作简单，可在基层医院进行各个项目的训练。同时模型可以长期反复使用，练习可以不受时间和场地的限制，适合初学者训练。

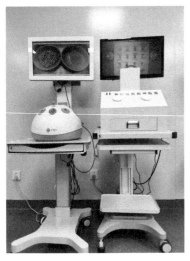

图 8-7 箱式模拟器

2）箱式模拟器（图 8-7）：传统的箱式腹腔镜模拟训练器主要由监视器、训练箱、摄像头、照明装置组成。在培训过程中，学员通过监视器（即显示器）可以实时观察到器械在训练箱中的任务完成过程，是一种常见的腹腔镜手术培训装置。目前的模拟训练系统支持多种训练模式，可以提高学员的三维空间感知能力、双手协调能力、缝合打结等精细操作能力。通过观察二维监视器完成三维空间的模拟训练，利用腹腔镜手术训练箱，模拟人体腹腔，训练学员手眼协调能力、三维空间感知能力。

3）高仿真腹腔镜模拟训练器：该模拟器是模拟人体的腹腔内脏器官的训练模型，不仅可以进行移物、套圈、穿线等手眼协调等基本技能训练，还可以进行腹腔镜手术的切开、剥离、止血、结扎、缝合等基本手术操作，进行"实战"演练。模拟临床手术的基本过程，可尽快提高腹腔镜手术的培训和考核效果。同时有多种与手术相关的器官可更换。模拟效果比普通腹腔镜模拟训练箱更加逼真，更加贴近临床。

4）体外模型：体外模型是介于合成模型和活体动物组织之间的折中产物，即把离体的动物组织安装在专门设计的框架内，从而建立一个复合体。其目的是将组织固定在尽可能接近人体解剖的位置。体外模型的优势在于提高了模拟器的逼真程度，并允许培训学员使用能量器械。如果使用离体动物器官，需要将环境设计为表面可清洗的，要有足够的空间和储存设施。纳杜（Nadu）等通过建立膀胱尿道吻合术模型，并将该模型与腹腔镜模拟训练器结合，用来模拟根治性前列腺癌切除术后膀胱尿道吻合，通过该项训练可将复杂的手术步骤程序化和标准化，提高学员理解力、操作灵巧性，并可以反复进行体内缝合、体内打结、环形吻合等程序化步骤的训练，从而提高学员腹腔镜高级技能。

（2）建立与手术室相同的设备：包括摄像系统、腹腔镜、冷光源、气腹机、超声刀等操作器械。通过在与手术室相同设备条件下的训练，使学员掌握腹腔镜器械的使用方法和基本技巧。应按照标准手术室的要求建立动物实验室，根据学员人数配置动物手术台，并配置腹腔镜常规设备及手术器械，以满足动物实验的需求。

（3）过渡到临床实践

1）观摩临床手术：这是进入临床实践的初级阶段，可以通过观看手术录像、现场观摩手术，来进一步体会和感受腹腔镜手术的全过程。

2）临床助手阶段：一般要给有丰富腹腔镜手术经验的医师当助手，通常先担任扶镜手，再担任第一助手。手术中要仔细理解和体会手术者的每一个操作，手术后还要细心琢磨，这样才能尽快掌握腹腔镜的技术操作。

3）临床手术阶段：在完成 10 ～ 20 次的腹腔镜手术助手，达到合格的要求下，可逐步过渡到手术者。

3. 人体工程学培训

由于腹腔镜技术的复杂性和对腹腔镜设备的不适应，使得外科医生在腹腔镜手术中疲劳程度不断增加，在腹腔镜技能培训中了解人体工程学的知识不仅可以增进学习，还可以缓解身体的紧张和疲劳。有研究表明，正确的人体工程学还可以缩短掌握关键技能的时间。

（1）外科医生的站位：在实施腹腔镜手术时，外科医生可以有不同位置的站位，主要包括：在患者两腿之间和侧面。在腹腔镜技能培训中可根据不同的培训项目，找到最符合人体工程学的位置。外科医生通常会依其偏好或习惯而适应某个特定的位置。而模拟器的操作界面高度应根据手术医生的身体高度调整到距地面 64 ～ 77cm，因为当器械位于肘部高度时，不适感和手术难度才会降至最低（图 8-8）。

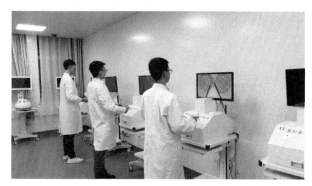

图 8-8　模拟训练时外科医生站位

（2）显示器位置：显示器位置不当可能造成颈部肌肉劳损。一般情况下图像应比眼睛平面低 25°。研究表明，如果将图像放置在靠近手的操作区域附近，使"俯视"图像与外科医生的视觉和运动轴呈一直线，则可以提高腹腔镜手术的效率。对于那些需要改变位置的手术，或者为了让助手也能看到而又不造成过度的颈部劳损，有必要使用第二个显示器。

参 考 文 献

李光仪. 2015. 实用妇科腹腔镜手术学 [M]. 第 2 版. 北京: 人民卫生出版社.

Nadu A, Olsson LE, Abbou CC. 2003. Simple model for training in the laparoscopic vesicourethral running anastomosis[J]. J Endourol. 17(7): 481-484. doi: 10.1089/089277903769013621.

第9章 抓持传递

一、抓持传递技能培训

腹腔镜抓持传递技能培训的目的是使学员掌握使用抓钳及分离钳进行钳夹及传递的技能，该项目可在简单的模拟训练箱上完成。通常在模拟训练箱内放置2个盘子，其中一个盘子内放置数枚黄豆，另一个盘子是空盘子，在训练时学员一手持分离钳，另一手持抓钳，要求学员将盘子里的黄豆放置到另外一个空盘子里，在放置的过程中需完成黄豆在双手之间的传递，其操作规范及技术要点如下：

1. 准备（图9-1）

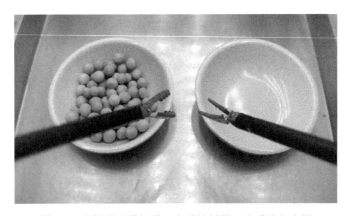

图9-1　器械进入模拟器，左手持抓钳，右手持分离钳

2. 抓持（图9-2）

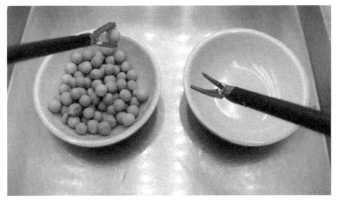

图9-2　左手抓钳抓起一颗豆子

☆抓持技巧

左手抓钳夹豆时讲究"一轻、二重、三不追"。"轻"是指夹豆的时候不要用力过大，轻轻夹住就可以了，否则豆子容易弹开；"重"是指豆子夹起后可以稍微用力，用力太小的话在传递的过程中豆子很容易滑落；"不追"是指当我们夹豆失败后，切忌紧追着那颗豆子不放，而应提起抓钳，重新夹豆。这样有利于保持夹豆的节奏。

3. 传递（图 9-3）

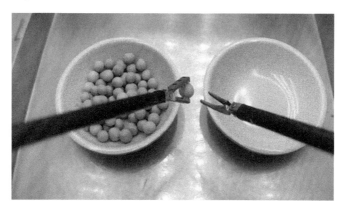

图 9-3　左手抓钳抓持豆子到屏幕中央位置，准备交接

4. 交接（图 9-4，图 9-5）

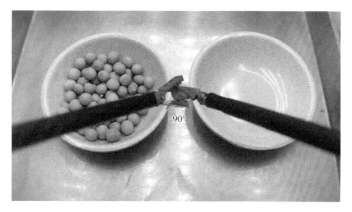

图 9-4　分离钳从抓钳钳口进入轻轻抓住豆子，两把器械进行传递交接

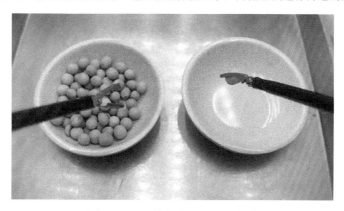

图 9-5　豆子从抓钳传递到分离钳

☆**传递技巧**

传递过程中可以旋转左手抓钳旋转钮，调整角度，使抓钳与分离钳钳口调整成一个近似垂直的角度（图 9-4），使得两者之间有一个空隙便于交叉，除了角度问题，还有夹持松紧问题，确保传递时豆子不要滑落。

5. 放置（图 9-6）

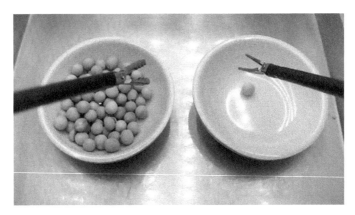

图 9-6　交接结束，分离钳把豆子放置到右边的盘子里

练习：把左边盘子里的豆子传到右边盘子，再把右边盘子里的豆子传到左边盘子里。中间可以交换器械或者使用两把抓钳进行练习。

二、测试评分规则

开始计时，器械进入腹腔镜视野，一手持抓钳，另一手持分离钳。利用抓钳从一侧小盘内夹持一粒豆子，传递至分离钳，并放入另一侧小盘内。注意：传递时不能在第二个小盘上方进行操作。90 秒内传递少于 15 粒为不及格，成功传递 15 ～ 24 粒为及格，25 ～ 34 粒为良好，35 粒以上为优秀。

第 10 章　定 向 训 练

一、定向训练培训

　　腹腔镜定向训练的培训是通过不断调整腹腔镜的镜头（前、后、左、右移动），使用抓钳将夹住的塑料珠精确地放置到高低不同的柱上，以培训学员准确的抓持能力，同时能在腹腔镜的引导下"随心所欲"地将物体放置到不同位置的柱上，培训学员准确的定位能力。其操作规范及技术要点如下：

　　1. 初始状态（图 10-1）

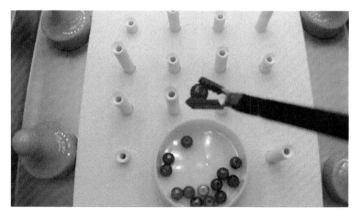

图 10-1　左手扶镜子，右手用一把抓钳抓起一枚塑料珠，离开容器

　　2. 定位（图 10-2）

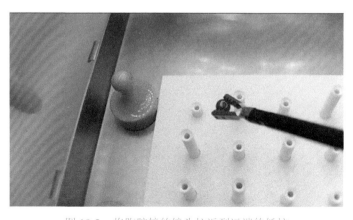

图 10-2　将腹腔镜的镜头拉近到远端的低柱

3. 放置（图 10-3）

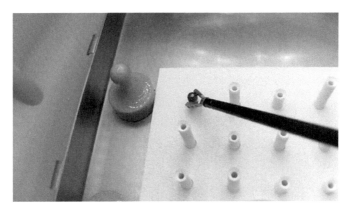

图 10-3　用抓钳轻轻地把塑料珠放在目标柱上，放置过程中注意塑料珠不能掉落

4. 再次定位（图 10-4）

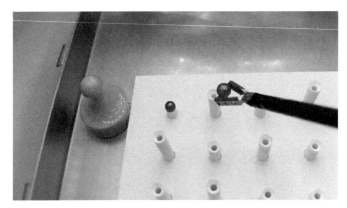

图 10-4　镜头重新移至容器，抓钳抓起另一枚塑料珠

5. 再次放置（图 10-5）

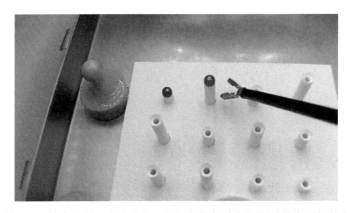

图 10-5　镜头拉近，准确定位，用抓钳轻轻地把塑料珠放在目标柱上

6. 结束（图 10-6）

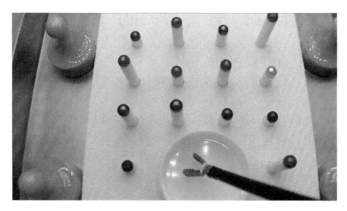

图 10-6　重复训练时由远及近以相同方法将塑料珠放置于不同高度的目标柱上，直至全部完成

☆定向训练技巧

定位过程中应缓慢移动腹腔镜的镜头，并将目标柱放置屏幕中央，放置塑料珠时应缓慢，并可以旋转右手抓钳旋转钮，调整角度，确保放置时塑料珠不要滑落；在放置过程中应注意，每个柱的高度不一样，放置不同位置的塑料珠时避免将已经放置好的塑料珠碰落。

二、测试评分规则

开始计时，器械进入腹腔镜视野，左手控制腹腔镜的镜头，右手持抓钳。利用抓钳从小盘内夹持一粒塑料珠，调整腹腔镜镜头，准确定位，用抓钳轻轻地把塑料珠放在目标柱上。注意：定位放置时应避免塑料珠滑落。60 秒内放置少于 6 粒为不及格，成功放置 6 ～ 8 粒为及格，9 ～ 11 粒为良好，12 ～ 14 粒为优秀。

第 11 章　剪 切 技 能

一、剪切技能培训

腹腔镜剪切训练是在模拟训练器内学习剪切圆形，该项目主要训练双手配合保持张力和提供合适的角度以便完成剪切操作，同时锻炼剪切技能。操作时学员通常左手持分离钳抓住纸片并保持一定的张力，右手持腹腔镜剪刀沿着同心圆之间的空白进行剪切。其操作规范及技术要点如下：

1. 准备（图 11-1）

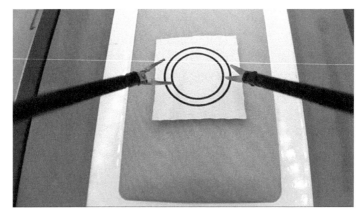

图 11-1　器械进入模拟器，左手持分离钳，右手持剪刀

2. 抓持与剪切（图 11-2）

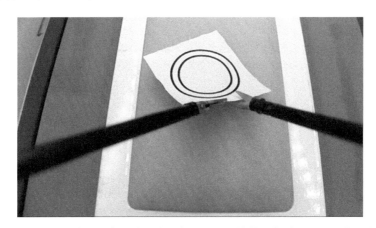

图 11-2　左手持分离钳抓起纸片至合适位置，右手持剪刀朝着两圈之间的空白剪去

3. 双手配合（图 11-3）

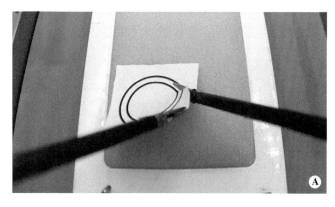

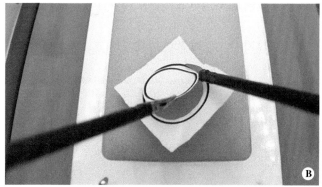

图 11-3　左手持分离钳和右手持剪刀不断配合，在剪的过程中不断调整圆的方向

4. 完成（图 11-4）

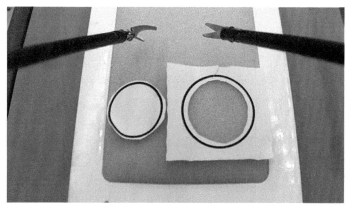

图 11-4　剪切完成

二、测试评分规则

　　开始计时，器械进入腹腔镜视野，左手持分离钳，右手持腹腔镜剪刀。左手持分离钳和右手持剪刀不断配合，在剪的过程中不断调整圆的方向，直至完整剪出圆形。注意：本

项目 1 次训练任务的时间限定为 300 秒，超出时间未完成视该项目未完成。将圆形图案剪切下来后进行完整度评分，满分为 100 分，1 个小缺损（＜5mm）扣 5 分，1 个大缺损（5 ～ 15mm）扣 10 分，1 个超大缺损（≥ 15mm）判为不及格（＜ 60 分）。

> ☆ 技巧：提纸剪圆的基本步骤——剪、转、调、转
>
> （1）剪：在剪切的同时，需要提起纸片，但不要使纸片完全离开板面，否则纸片提得过高会对剪切过程造成遮挡，沿着圆的切线方向剪切，剪的幅度不要太大，每一次操作循环剪半刀便可，让剪刀刚好可以提起纸片，剪得过多，会使纸片掉落，重新捡起会耗费时间。
>
> （2）转：通过顺时针转动剪刀转轮，纸片会向上翻转，这样分离钳就可以很容易夹住纸片。
>
> （3）调：在接近剪刀的地方夹住纸片，调整切口方向，这样剪刀剪下去的位置正好是圆的边缘。
>
> （4）转：将剪刀张开的同时，逆时针转动剪刀转轮，调整回剪切的方向，再进行剪切的操作。

第 12 章　缝合与打结

一、缝合与打结技能培训

缝合与打结是腹腔镜外科医生必备的外科技能操作，同时也是腹腔镜训练中最难和最复杂的技术之一。该项目要求使用持针器夹持带线的缝针从标定的地方进针，然后用腹腔镜器械完成一个标准的外科结和一个单结。该项目主要训练学员的缝合与打结技能，其中融汇了深度觉、手眼协调、传递技能，其基本要求是正确持针、缝针传递、缝合技能及打结。由于该项目相对复杂且操作难度大，可将该项目分解为调针、进针及出针、绕线打结三个步骤进行训练，操作规范及技术要点如下：

（一）调针

调针大致分为三种方法：

1. 针线法（图 12-1 ～图 12-3）

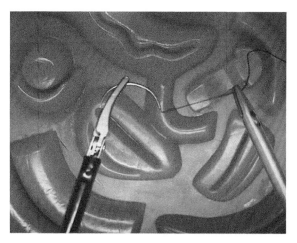

图 12-1　左手持分离钳持针，常使用分离钳夹住缝针的前 1/3 处

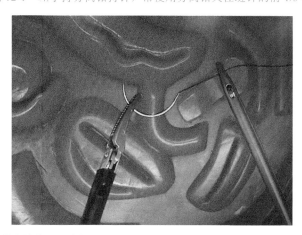

图 12-2　右手持持针器钳夹缝线（距离针尾 1.5 ～ 2.0cm 线处），通过牵拉缝线将缝针调到合理的角度和位置

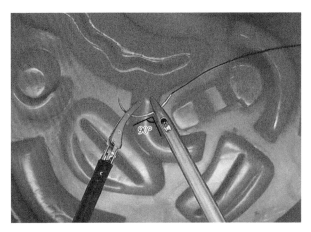

图 12-3 随后持针器钳夹针后 1/3 处，完成持针（通常持针器与针的角度为 90°）

2. 针针法（图 12-4，图 12-5）

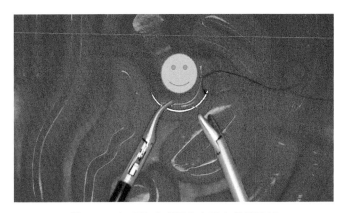

图 12-4 左手持分离钳先夹针尖呈笑脸状

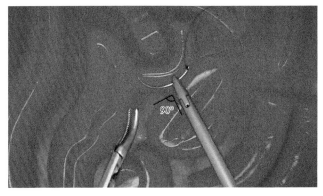

图 12-5 左手和右手配合调针，同时右手持持针器将针夹到针后 1/3 处并调整针体到理想角度

3. 单手法（图 12-6 ～图 12-8）

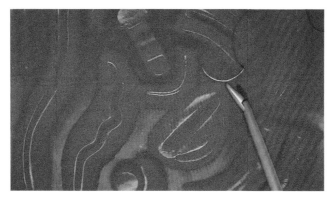

图 12-6　右手持持针器进入模拟训练器，并调整缝针位置

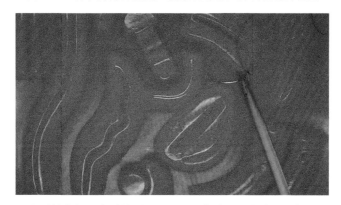

图 12-7　右手持持针器夹缝针后 1/3 处，但持针器不完全上锁扣，将针拾起

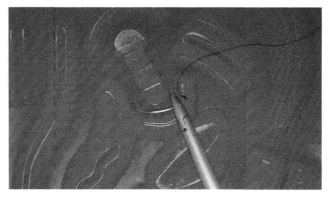

图 12-8　利用周围组织推动缝针至合适位置，完成调针

☆调针技巧

（1）持针力度控制：似夹非夹，调针时力度要小，但要避免跌落，运针时则应稍紧，缝合时确保针体不要滑动。

（2）靠物调针：针尖靠物（突出物），针体靠物（平坦处）。

（3）靠重力调针：如果缝针太小（太轻），针尾有线"牵绊"，加之持针器带有磁性，利用重力调针十分困难，因此临床上推荐使用针线法或针针法进行调针。

（二）进针及出针

进针及出针方法见图 12-9～图 12-11。

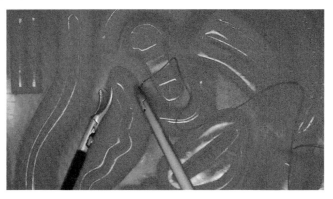

图 12-9　进行缝合时，应让缝线精确地在相对应的标记点进出，进针时保证垂直进针

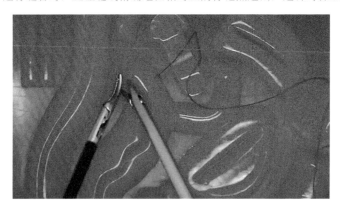

图 12-10　旋转持针器，顺着针的弧度出针，保证出针点与进针点对称。拉线时可以用持针器保护伤口边缘

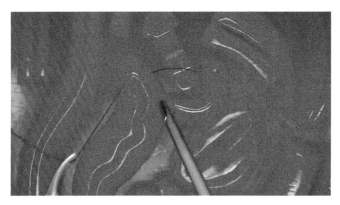

图 12-11　保留适宜的线尾长度，大概 3～4cm

☆进针及出针技巧

进针及出针时谨记"以终点定起点"，出针时针体角度状态就是缝针前的夹针角度状态（希望怎样出针，就怎样夹针）。

（三）绕线打结

1. 正结（图 12-12 ～图 12-15）

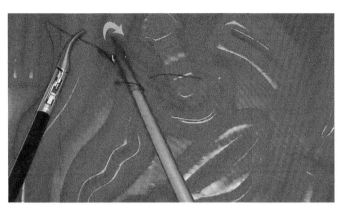

图 12-12　保持宽松的线头，分离钳凹面向内，前端夹线，移至缝合模型旁，使线没有张力。顺时针转动持针器，在分离钳凹面处穿出，完成第 1 圈绕线

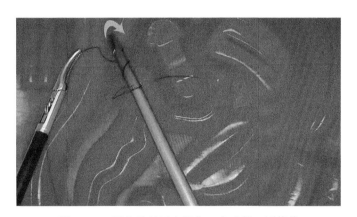

图 12-13　顺势重复以上操作，完成第 2 圈绕线

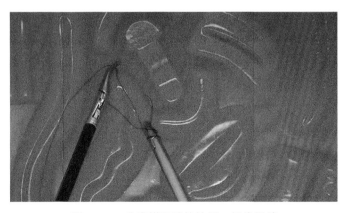

图 12-14　分离钳跟随持针器，抓线尾端

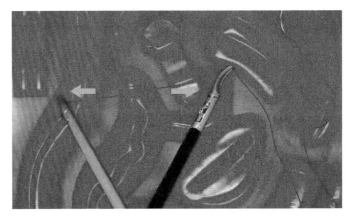

图 12-15　分离钳与持针器相互交叉，线尾拉向对侧

2. 反结（图 12-16 ～ 图 12-19）

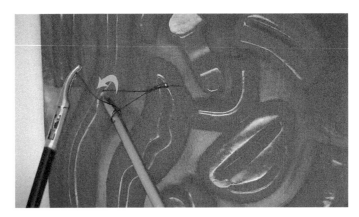

图 12-16　第二个结打反结：分离钳凹面向内，前端夹线，移至模型旁，使线没有张力逆时针转动持针器，
在分离钳凹面处穿出，完成绕线

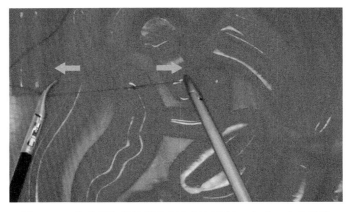

图 12-17　分离钳与持针器分别向同侧牵拉，完成一个外科结

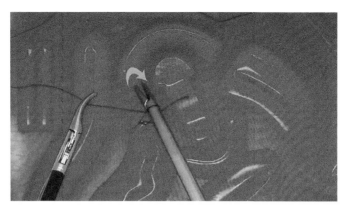

图 12-18　相同方法，再打一个正结，绕一圈

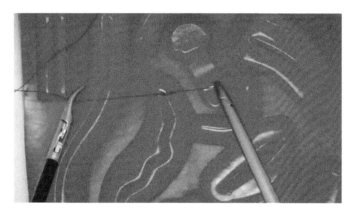

图 12-19　完成打结

3. 剪线（图 12-20）

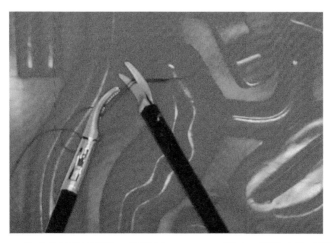

图 12-20　将多余的线尾剪除，留线尾 0.5～1cm 即可，剪线时剪刀凹面朝上

☆缝合技巧：送针、调针、进针、绕线打结

（1）送针：从腹腔镜戳孔利用持针器送针时，针上的缝合线应为15cm左右，过长或过短都不利于打结；送针时应用持针器夹住线尾1.5~2.0cm处，注意不要直接夹针身。

（2）调针：可总结为"摆、夹、拉、夹、调"。"摆"是将缝合针摆在视频中央，使针和线分开，避免缠绕在一起；"夹"是用分离钳夹住缝合针的前1/3；"拉"指用持针器夹住距离针尾1.5~2.0cm线处将其拉直，使针与分离钳在同一平面；"夹"是指用持针器夹针的后1/3；"调"用分离钳夹住针的前1/3，将针轻轻向前送，可通过转动持针器观察针身平面是否与持针器垂直，来检查进针角度是否良好。

（3）进针：右手腕顺时针方向旋转，针尖以垂直角度穿过组织并在适当出针点穿出，用分离钳夹住针尖再用持针器旋出，注意线头不要留太长。

（4）绕线打结：绕线打结时应保证操作过程流畅、省力、准确且在最小范围内操作，如上步骤可练习正结或反结。

二、测试评分规则

开始计时，左手持分离钳，右手持持针器。持针器夹针线进入腹腔镜视野，调针至合适位置后，间断缝合一针并打结。打结要求完成1个标准外科结+1个单结，剪线并将针线取出，完成操作。注意：不能打滑结；线头留0.5～1cm；操作中不能损伤组织。整个操作过程＞180秒不及格；120～180秒为及格；61～119秒为良好；≤60秒为优秀。

三、腹腔镜缝合模块

腹腔镜模拟器的训练提供了结构化和系统化的教学模型，并减轻了学员的学习压力。因为手术室是一个相对紧张的环境，同时手术中有许多干扰因素，如时间限制、设备障碍和人际关系等，因此在腹腔镜模拟训练过程中，需要不断提高认知能力和整合能力。腹腔镜下缝合技术是微创手术最基本、也是必须掌握的操作技能，在腹腔镜手术中可能随时会应用到缝合技术，常用的缝合方法包括连续缝合、间断缝合、"8"字缝合、贯穿缝合等，因此，在腹腔镜模拟器上除了练习最基本的缝合方式外，还可以替换不同的缝合模块进行缝合练习。常见自制的缝合模块（图12-21）可模拟有意义的临床操作，包括血管结扎阻断、肠管、胆管吻合等，这些缝合模型能够进一步提高学员腹腔镜缝合技能。在腹腔镜下缝合时不同的缝线有不同的特点，常用的丝线在夹线处常呈耷拉状，不利于腹腔镜下绕线；而薇乔线在夹线点后方线段不易耷拉，可以方便绕线；倒刺线材质硬，容易绕线，同时缝合过程中无须打结，在一定程度上降低了缝合难度。

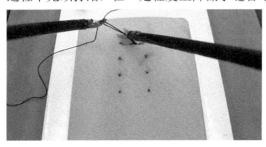
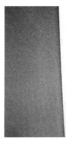
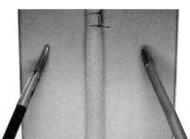

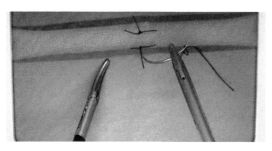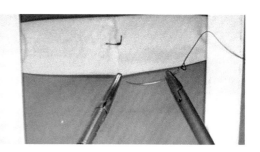

图 12-21 临床腹腔镜缝合模型

☆**全方位缝合**（图 12-22）

以右手持针为例，针尖朝左为正手缝合，针尖朝右则为反手缝合，针尖与持针器呈零度（或基本与之呈一直线）特称为"刺缝"。正手缝合时如针尖与持针器角度过大（超过 90°），缝合非常不方便，可改成反手缝合；反之亦然，如此就可全方位缝合！

腹腔镜下练习左手缝合难度大，费时过多，似乎也无必要。反手缝合能基本取代左手缝合，可在单手熟练、自由调针基础上行全方位缝合。

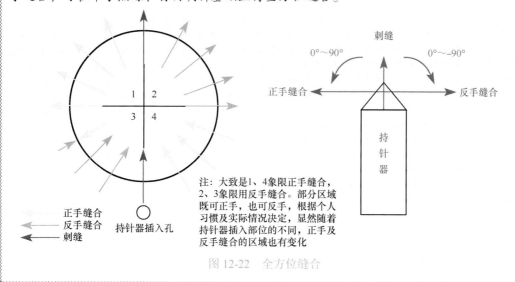

注：大致是 1、4 象限正手缝合，2、3 象限用反手缝合。部分区域既可正手，也可反手，根据个人习惯及实际情况决定，显然随着持针器插入部位的不同，正手及反手缝合的区域也有变化

图 12-22 全方位缝合

☆**打结进阶训练**

注意事项：①一旦结未打紧，则前功尽弃，故镜下应打外科结；②第一个结严禁交叉；③要熟悉拉线的方向，防止第一个结交叉；④顺其自然——要顺着线的"性子"来；⑤双手均要能够打结；⑥镜下打结较难部分在于"夹线尾"。

打结技巧：

正手缝合，右手打结：右手持针在线上绕圈，故在双手交叉时右手针持在下；右手持针在线下绕圈，故在双手交叉时右手针持在上。

正手缝合，左手打结：拉结时双手无须交叉，节省空间，从容自然。

反手缝合，右手打结：拉结时双手无须交叉，与前效果一样。

刺缝时的打结：刺缝相当于反手缝合，故用右手打结无须交叉。

第 13 章　扶镜基础训练

一、腹腔镜扶镜概述

看到过这样一句话"未来的优秀术者一定是来源于现在优秀的扶镜手"。腹腔镜手术需要团队协作,在手术过程中缺乏双手触觉,对视觉的要求更高,所以需要提供一个稳定、清晰、显露清楚的手术画面,并能与术者默契配合是一名扶镜手的必备条件。手术团队需要熟悉手术设备,了解手术流程,这样才能很好地预测主刀医生的需求。部分发达国家和地区对于扶镜手需要经过长时间严格的培训后才能正式上岗。由此可见,腹腔镜扶镜医生是非常重要的。作为一名扶镜手,保证手术顺利进行的同时,又让手术团队几乎忘记自己,这可能是一种至高的境界。而这不仅仅是扶镜手参与手术次数和时间的单纯累积,更是对手术操作过程的烂熟于心,对术者习惯、手术操作细节了然于胸之后的自然而然。"把自己真正地当成术者,也许是成为一个合格扶镜手的开始"。

临床中通常使用 30° 腹腔镜,即在正位时可观察水平线以下 30°,若将镜头绕中心轴旋转 180°,可观察水平线以上 30°,同时还可以通过旋转镜头进行左右侧观察,无论镜头如何旋转,摄像头需要始终保持正立。如果在狭小空间内进行手术操作时(如盆腔手术),需要根据情况转动镜头,以提供最佳的手术视野。临床中使用的 2D 腹腔镜较多,2D 腹腔镜的缺点是缺乏立体感、距离感,在手术过程中需要配合旋转

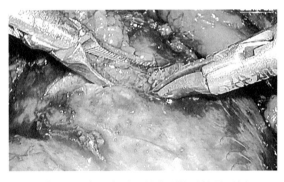

图 13-1　左、右手器械分别位于镜子两侧

导光束从而更好地观察手术视野。在调整导光束方向时,要保持术者左手与右手器械分别位于镜子左右两侧(图 13-1),这样才能保持视野处于正位。而头端可弯曲的 3D 腹腔镜有更强的立体感,利于术中观察,通过调整镜头方向,既满足了手眼协调原则,又为术者提供了较强的纵深感(图 13-2)。

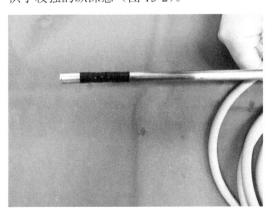 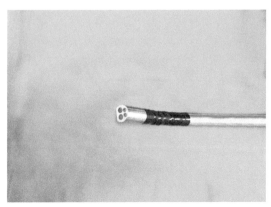

图 13-2　3D 腹腔镜的镜头

腹腔镜摄像头有精细的焦距调节钮，通过手动调节可以获得清晰的近距或远距的图像，可根据手术中不同情况进行精细调节。在腹腔镜手术中，移动镜头时应平稳匀速，避免腹腔镜镜头过度晃动，同时应保持镜头视野对准操作者的器械，并随之移动。在腹腔镜手术中，应将手术操作重点放在屏幕中央，这样才能显得主体明确，同时有更好的观赏性。术者右手的操作器械一般为手术重心所在，如分离时应将超声刀和剪刀置于屏幕中心位置，缝合时将缝针置于屏幕中心位置，这样有利于手术安全有效地进行，同时避免了视觉疲劳，节省了手术时间。

二、腹腔镜扶持技巧

本书用泡、擦、平、中、进、退、旋、跟八个字总结扶镜的技巧。

1. 泡

清晰的术野不仅可以让术者心情愉悦，更能增强术者的视觉分辨能力，减少术中并发症的发生。因此手术中需要时刻保持镜头的清洁。腹腔镜镜头出现污染常有以下原因：①镜头与腹腔内存在温差；②腹腔内油滴、出血等溅在镜头上造成污染。

技巧：对于第一种情况，首先准备一个消毒好的保温杯，放入 60 ～ 70℃ 的热水，术前把镜头浸泡在热水中，约 1 分钟，以便让镜头预热充分浸泡，以后再次浸泡时间可以大大缩短，往往数秒即可。对于第二种情况，必须使用湿碘伏纱布进行擦拭清洁，如果镜头温度降低，还需要热水浸泡。

2. 擦

镜头浸泡结束后就需要擦拭，擦拭物可选择大块的无菌纱布。

技巧：擦镜应按先镜身后镜面的顺序，在擦拭镜面时要稍用力，反复擦拭 2 ～ 3 遍，要确保镜面无残留的水滴或水雾。整个擦镜动作尽可能迅速，然后把镜头送入腹腔，避免镜头温度冷却，这样就可以使镜头在较长的时间内不易起雾，维持一个清晰的术野。擦拭镜头等动作尽量与术者更换手术器械同步，以缩短手术时间。如果术中遇到紧急情况如血管损伤导致镜头被污染，需在最短时间内先准备好擦拭纱布再撤出镜头迅速擦拭后送回腹腔，以方便完成紧急情况的处理。

3. 平

腹腔镜底座平是得到正确术野的基础。腹腔镜底座放平的意思就是指腹腔镜的观察角度要符合开腹的习惯。

技巧：不同的手术可选择不同的参照物来调整腹腔镜的底座。例如，上腹部手术时要与肝及胰腺水平；盆腔手术时要与子宫或膀胱水平；游离肠系膜下血管时要与腹主动脉水平；游离右半结肠血管时要保证与肠系膜上静脉垂直等。平时要多注意主刀医生的手术习惯，这些参照物可以使扶镜手对腹腔镜底座的调整判断更加迅速及精准。

4. 中

好的扶镜手就像一个好的摄影师，呈现出来的视野应该是一个美丽和谐的画面。怎样的画面呈现才算最好呢？

技巧：将术者需要观察的目标置于显示器中央或"黄金分割点"时就能构成一个平稳舒适的画面，让术者及手术观众赏心悦目。在扶镜过程中，还要有一定的预见性，使画面适当倾向于术者操作的前进方向（图13-3）。

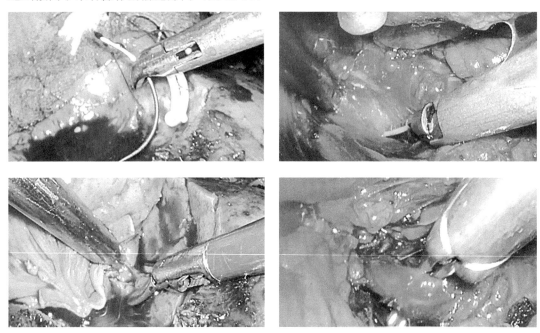

图 13-3　腹腔镜操作视野在屏幕中心

5. 进

腹腔镜镜头的进退是对手术视野纵深的调整。随着镜头越靠近观察目标，目标将被进一步放大，对精细操作的观察越清晰。

技巧：对血管鞘进行裸化时就需要使镜头靠近观察目标，避免在打开血管鞘时损伤血管，其中要特别提及的是对静脉血管的裸化。另外，对目标的近景观察最好保持要观察的术野占显示器面积的 1/5 ～ 1/4，应避免手术视野中出现近景（图13-4），镜头过近会使腹腔镜的焦距无法调整清晰，超声刀操作时容易使镜头起雾，影响观察效果（图13-5）。

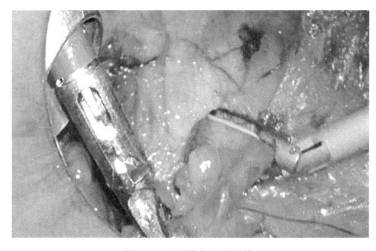

图 13-4　视野中出现近景

图 13-5　超声刀烟雾影响观察效果

6. 退

技巧：腹腔镜退后观察主要用于四个方面。一是，腹腔镜手术开始是需要探查全腹，扶镜手需要给出腹腔远景以了解腹腔有无粘连、出血及有无肿瘤转移情况，便于术者决定手术方案。二是，手术结束清理术野时，这时的大范围观察可以加强术者对术野的整体把握，避免术野活动性出血等情况的遗漏。三是，在手术中寻找解剖标志时，扶镜手需给出远景，便于更好地了解组织间的关系。四是，在腹腔镜手术过程中，超声刀处理含水量较大的器官如大网膜、肥胖患者的肠系膜时会产生较大的水雾，有时甚至有飞溅的液滴，这时让镜头远离目标可以避免溅上水雾，减少泡和擦的次数，使手术进程更加流畅。同样在腹腔镜下冲洗时镜头也需要稍远离术区，以避免镜头溅上水滴。

7. 旋

此方法是源于 30° 腹腔镜的诞生，30° 腹腔镜可以通过沿镜身长轴旋转镜身而达到多角度观察的目的。所谓"旋"就是扶镜手对 30° 腹腔镜上导光束的使用，它使腹腔镜实现了对目标的立体观察。30° 腹腔镜导光束左偏则镜头向右看，右偏则镜头向左看，180° 旋转导光束则向上看。

技巧：腹腔镜胃肠手术时，导光束的旋转功能一般用于四个方面。一是，对血管的游离，需要从血管的不同侧面进行观察，充分打开血管鞘，以达到血管的裸化。二是，在低位直肠的游离，需要做到"后方指路、双侧包抄、前方会合"，对直肠环周的立体观察就必须通过导光束的合理旋转来实现，如游离骶前观察直肠后壁时必须将导光束旋转 180°，否则将无法观察。三是，当镜头方向与主刀器械方向相同时，要想观察到器械头端的工作情况避免副损伤就必须适当地旋转导光束。四是，在手术开始放置穿刺器及手术结束后检查穿刺器孔时，为了确切观察到有无穿刺器造成的脏器损伤或穿刺器穿刺造成的腹壁出血，必须将导光束进行旋转。除了上述四种及其他一些少见情况需要旋转导光束外，手术中大多时候只要保持导光束原位，即可以得到一个较为理想的术野。

8. 跟

腹腔镜手术是团队协作完成的工作，扶镜手是主刀的眼睛，二者配合的默契程度就可以从一个"跟"字体现出来。眼睛是由大脑支配的，手术台上的大脑只有一个，就是主刀的大脑，无论扶镜手还是助手都必须想主刀之所想，时时和主刀保持一致，这样的配合才默契，手术才流畅。

技巧：扶镜手不能只做到主刀做哪看哪，要有预见性，让镜头向主刀下一个术野移动，这对增加手术的连贯性至关重要，因此手术助手要熟悉手术过程，并根据手术需要随机应变。然而每个主刀医生的手术习惯不同，因此，练好"跟"就是做到与主刀的心往一处想，建议扶镜手在反复观看主刀手术录像的前提下固定地长期搭配训练。认为扶镜手谁都可以做，而无固定搭配是不能训练出好的扶镜手的。

第 14 章　虚拟现实模拟训练

一、虚拟现实技术

虚拟现实（virtual reality）技术，又称 VR 技术，由科学家杰伦·拉尼尔（Jaron Lanier）首创，是通过计算机技术生成的一个逼真生动的感觉世界，可允许使用者通过头部转动、眼球转动、手势等动作对虚拟实体进行交互考察，以此模拟现实或体验真实过程，从而产生身临其境的感受和体验，其具有多感知性、交互性和构想性等特征。第一代虚拟现实模拟器专注于开发学员的基本微创技能，如在三维条件下操控物体。随着计算机图形技术的改进和发展，第二代模拟器已经能够将这些技能放在手术环境之中。而第三代模拟器则更进一步，可以重建整个手术的多个阶段，实现了将操作步骤的认知训练和相关解剖加以整合。目前，第四代模拟器提供了一套整体方案，将诊断指导和手术适应证以及传统的操作任务相结合，运用虚拟现实技术推动了标准的手术培训。

随着外科技术的不断进步，VR 模拟技术能直观显示人体解剖结构，包括皮肤、肌肉、骨骼、神经和血管等在内的所有解剖结构。而接受 VR 技术培训已成为初级医师参与实际手术的必要前提，它不仅能提高年轻外科医师想象力、创造力，更能激发医师的学习兴趣和积极性。目前 VR 技术正逐渐适用于临床医学教育和技能培训，如内镜手术、腔镜手术、心肺脑复苏等医学领域。VR 技术不仅降低了临床医学教育和培训的成本，还提高了诊疗水平。我国已有较多高等院校将 VR 技术应用于外科腹腔镜手术的教学。

微创手术在现代外科应用已经越来越普遍，腹腔镜教育培训也逐渐受到大家的重视。由于腹腔镜技术是一种建立在二维手术平面感知中使用不同器械操作的技术，需要术前进行手眼协调、空间意识等不同技能的训练，而部分青年医生认为自己缺乏腹腔镜手术经验，因此制定适合我国的腹腔镜技术培训的规范教程显得尤为重要。目前腹腔镜技术培训可以在临床和非临床培训中进行。非临床训练包括模拟模型，如腹腔镜训练器、基于动物实验的腹腔镜课程、教学讲座和现场手术演示等。在临床培训期间，可以通过选择导师指导进行术中教学。通过这种方式，腹腔镜技术可以在一个具有腹腔镜专业知识的同事的直接指导和监督下，在较长的时间内得到发展。虚拟现实的腹腔镜技术培训不仅可以练习以上腹腔镜下的基本操作，还可以完整模拟手术全过程，能够清楚显示解剖结构。通过虚拟现实腹腔镜模拟系统可复制手术并发症，通过模拟场景进行校正并完成学习曲线，同时虚拟现实系统可根据训练者术中表现进行评估和反馈，并进行定量考核，使腹腔镜技能培训实现标准化。

另外，虚拟现实技术可用于人体虚拟解剖和虚拟手术。人体解剖学是医学生最基础、最重要的学科，同时也是学习其他基础医学和临床医学的基础，只有正确认识了正常人体的形态结构，才能充分认识其生理、病理变化过程，进而理解和掌握各种疾病的发生、发展、临床特征及诊治。虚拟人体解剖可将人体组织切成薄片，每层薄片扫描后通过三维成像技术显示人体图像，真实模拟人体各系统、各器官的位置、形态、结构及毗邻结构。目前实验室已有一批用于虚拟手术培训系统的器官及系统模型。

<h1 style="text-align:center">二、虚拟现实模拟器简介</h1>

虚拟现实模拟器（图 14-1）是一种非常有效的训练工具，尤其是在微创技术和机器人手术的培训中。基于虚拟现实模拟器的训练能显著提高外科住院医师在腹腔镜胆囊切除术中的操作技巧，已被证实为Ⅰ类证据。相对于操作模型而言，虚拟现实模拟器能在基于计算机的虚拟平台上人工构建操作环境，并能提供虚拟环境下的操作指导，对学员的操作表现进行标准化度量和评估，能够精确地发现错误，进而通过各种手段帮助学员提高熟练程度。

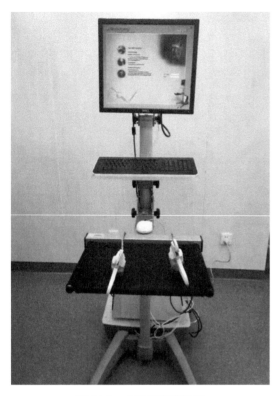

图 14-1　虚拟现实模拟器

虚拟现实技术可结合外科机器人手术，通过控制机械手臂，在较小切口下可完成手术，可有效减少术中出血及并发症的发生。通过使用有生命和无生命的模型以及最近引入的虚拟现实计算机模拟设备，可以显著提高腹腔镜基本和高级技能的学习。这些模型可用于改善手眼协调性、双灵巧性和缝合等复杂技能。虚拟模拟系统可模拟手术场景、手术操作步骤、手术器械的使用、手术过程的演练，如打结、缝合、止血等腹腔镜基本操作。同时有国外学者报道应用 VR 技术开展经尿道前列腺切除术、输尿管肾镜检查等案例；尤其将 VR 技术应用于肾上腺肿瘤的诊断、治疗，可显著增加其诊断的准确性，并且术前、术中可明确肾上腺具体的解剖位置，从而减少了围手术期并发症。这对于外科医师在进行手术模拟、手术导航、手术定位、制定手术方案方面提供极大的帮助。同时可以针对一个手术式式进行反复操作，增强其技术的熟练度，对制定手术方案、寻找最佳手术路径、提高手术精准性等具有十分重要的现实意义，同时也不用担心对患者造成身体或心理上的伤害，避免了医学伦理问题。

将 VR 技术应用于腹腔镜手术技能训练，其优势在于虚拟场景真实且复杂，人机交互性强，定位、反馈精确度高，可重复进行训练，不仅提高了效率，也节省了人力、物力成本，且不同于往常外科医生通过教科书和术中助手等被动学习的形式来累积手术经验。使用 VR 技术是通过主动学习的方式进行手术技能的培训，缩短了培训周期。但是配置高质量的 VR 设备花费大，同时进行维修、保养也需要大量资金，使得 VR 技术在医学发展中处于初级阶段。但随着腹腔镜外科的发展，VR 技术的发展将受到越来越多的重视，相信在不久的将来，VR 技术与腹腔镜技术的融合将推动医学的进一步发展。

虚拟现实模拟器对于机器人手术培训来说是一种不错的选择，它能为外科医生提供安全且完整的训练，充分提高手术操作技巧。在虚拟环境中进行手术技能学习效果良好，并且能完全地转化到真实的手术过程中，为实际手术做好充分准备。

关于虚拟现实模拟器目前存在的现实问题主要集中在成本上，除了购买的价格，还要考虑储存和维护的成本。虽然有相关证据表明，使用虚拟现实模拟器可缩短手术时间并可减少失误，但目前尚无公开发表的数据表明该技术可以节省资金。

参 考 文 献

刘思怡, 谭金海. 2017. 虚拟现实技术在外科手术培训中的应用与展望 [J]. 临床外科杂志, 25(8): 638-640.

田继红, 蒋岱. 2017. 从虚拟现实 (VR) 发展看未来医学教育的变革 [J]. 中国管理信息化, 20(6): 209-210.

许彦劼. 2018. 虚拟现实技术在医学中的应用 [J]. 东南国防医药, 20(2): 164-167.

张力. 2003. 应用虚拟现实技术提高网络教学质量的研究 [J]. 电化教育研究, 6: 56-60.

Brown-Clerk B, Siu KC, Katsavelis D, et al. 2008. Validating advanced robot-assisted laparoscopic training task in virtual reality[J]. Stud Health Technol Inform. 132: 45-49. PMID: 18391254.

Bashir G. 2010. Technology and medicine: the evolution of virtual reality simulation in laparoscopic training[J]. Med Teach. 32(7): 558-561. doi: 10.3109/01421590903447708. PMID: 20653377.

Gurusamy KS, Aggarwal R, Palanivelu L, et al. 2009. Virtual reality training for surgical trainees in laparoscopic surgery[J]. Cochrane Database Syst Rev. 1: CD006575. doi: 10.1002/14651858.CD006575.pub2. Update in: Cochrane Database Syst Rev. 2013; 8: CD006575. PMID: 19160288.

Izard SG, Juanes JA, García Peñalvo FJ, et al. 2018. Virtual reality as an educational and training tool for medicine[J]. J Med Syst. 42(3): 50. Doi: 10.1007/s10916-018-0900-2. PMID: 29392522.

Kallstrom R, Hjertberg H, Jertberg H, et al. 2005. Use of a virtual reality, real-time, simulation model for the training of urologists in transurethral resection of the prostate[J]. Scand J Urol Nephrol. 39(4): 313-320.

Knoll T, Trojan L, Haecker A, et al. 2005. Validation of computer—based training in ureterorenoscopy[J]. BJU Int. 95(9): 1276-1279.

Kumar U, Gill IS. 2006. Learning curve in human laparoscopic surgery[J]. Curr Urol Rep. 7(2): 120-124. Doi: 10.1007/s11934-006-0070-5. PMID: 16526996.

Seymour NE, Gallagher AG, Roman SA, et al. 2002. Virtual reality training improves operating room performance: results of a randomized, double-blinded study[J]. Ann Surg. 236(4): 458-463; discussion 463-4. doi: 10.1097/00000658-200210000-00008. PMID: 12368674; PMCID: PMC1422600.

Suh IH, Siu KC, Mukherjee M, et al. 2009. Consistency of performance of robot-assisted surgical tasks in virtual reality[J]. Stud Health Technol Inform. 142: 369-373. PMID: 19377186.

Yiannakopoulou E, Nikiteas N, Perrea D, et al. 2015. Virtual reality simulators and training in laparoscopic surgery[J]. Int J Surg. 13: 60-64. doi: 10.1016/j.ijsu.2014.11.014. Epub 2014 Nov 18. PMID: 25463761.

第 15 章　腹腔镜动物实验

相比开腹手术，腹腔镜手术具有对患者内环境干扰小、术后恢复快以及生活质量好等优点。现代腹腔镜外科手术几乎涵盖所有外科领域，从普通外科、妇产科到心胸外科、泌尿外科等，从单纯活检到病灶切除及脏器重建等，有逐步代替常规开腹手术的趋势。微创外科的发展使外科医生意识到外科技能需要从传统的技能逐步转变到微创手术技能。随着微创手术器械的不断更新，腹腔镜外科医生的手术技术不断成熟，其中离不开动物实验的发展与进步。

一、腹腔镜动物实验的目的

动物手术学训练是医学生进入临床实习前必须经历的教学课程，其主要目的是通过动物手术模拟人体手术，使学生树立无菌观念，掌握正确的手术基本操作方法。传统外科动物教学主要是让学生熟悉阑尾切除、胃穿孔修补、脾切除以及小肠部分切除吻合术，使其能够掌握外科常用的临床操作技术。而腹腔镜动物实验训练的主要目的是熟悉腹部穿刺、滴水试验、人工气腹、主套管穿刺、进镜、辅助套管穿刺、置入分离钳等基本操作，同时完成动物实验手术；熟悉各种特殊器械的在活体上的正确使用方法，以及各种脏器的活体手术；进一步加强手术者与助手的操作配合。

二、腹腔镜实验动物选择的基本原则

1. 尽量选用与人体结构、功能、代谢及疾病特征相似的动物

医学科学研究的根本目的是要解决人类疾病的预防和治疗问题。因此，在腹腔镜实验动物中，尽量要选用那些与人体结构、功能、代谢及疾病特征相似的动物。一般来说，实验动物的进化程度越高，功能、代谢、结构就越复杂。而在腹腔镜动物实验的选择中，家猪模型是最适合腹腔镜手术操作的动物。

家猪不仅在心血管系统、消化系统、免疫系统、泌尿系统及皮肤组织等解剖与人类具有高度的相似性，且家猪性格温顺，因此选用小型家猪做腹腔镜手术是较理想的实验动物。在进行腹腔镜动物实验时，为了不损伤动物的健康，并保障人和动物的安全，应遵循温和保定，善良抚慰，减少痛苦和应激反应的原则。在不影响实验的前提下，对动物身体的强制性限制应减少到最低程度。

2. 选择标准化的实验动物

腹腔镜动物模型应该是可重复的和可标准化的。应选择遗传背景清楚、微生物和寄生虫量得到控制、饲养环境及其饲料营养均得以控制，并符合国家标准的实验动物。排除因实验动物模型携带细菌、病毒、寄生虫等潜在情况对实验的影响。

3. 符合动物实验的福利伦理

动物福利伦理的基本出发点是让动物在健康、快乐的状态下生存，也就是为了使动物

健康、快乐、舒适而采取的一系列行为以及给动物提供的相应的外部条件。所谓健康、快乐的状态，是指动物心理愉悦的感受状态，包括无任何疾病、无异常行为、无心理紧张压抑和痛苦等。因此，在腹腔镜动物实验中，我们必须了解到实验过程中可能产生的应激、痛苦和疼痛等，并采取正确和规范的措施来避免或减轻这些不良反应。我国在 2006 年颁布了《关于善待实验动物的指导性意见》，是第一个专门关于实验动物福利伦理管理的规范性文件，对实验动物的饲养、运输、使用、研究等环节提出了实验动物福利的规范，要求在实验动物的使用过程中，应将动物的紧张和疼痛尽可能减少到最低程度。

4. 腹腔镜动物实验术前、术中和术后护理

在腹腔镜手术实验中，为了确保实验的可靠性、准确性和可重复性，并尽可能减轻手术给实验动物造成的痛苦，要求术者在手术过程及手术前后，应给实验动物合理而科学的护理。对于可能出现的异常情况，要在手术中充分考虑并列出相应的处理预案。

（1）术前护理：包括手术前准备，如禁食、麻醉插管、建立静脉通道、手术部位的备皮和消毒等。

（2）术中护理：包括合理使用麻醉剂、注意无菌操作、合理使用抗生素、监测动物生理指标等。

（3）术后护理：包括麻醉苏醒中动物的保温，保证呼吸道通畅，监测呼吸、血压、心率等生命体征，防止术后并发症，保持动物的安静和适宜活动，合理的饮食及输液，适当与动物接触等。

5. 实验动物伦理

（1）尊重动物生命原则：充分考虑动物的权益，善待动物，防止或减少动物的应激、痛苦、伤害和死亡。尊重动物生命，制止针对动物的野蛮行为、采取痛苦最少的方法处置动物。

（2）保证人员安全原则：实验动物项目要确保从业人员的安全和社会公众的安全。

（3）遵守人类道德标准原则：动物实验方法和目的要符合人类的道德伦理标准和国际惯例。

（4）必要性原则：各类实验动物的饲养和应用或处置必须要有充分的理由为前提，实验动物或动物实验项目应通过伦理审查。

（5）利益平衡原则：动物实验应符合当代社会公认的道德伦理价值观，兼顾动物和人类利益；在客观、全面地评估动物所受的伤害和应用者由此可能获取的利益基础上进行动物实验。

（6）与国际接轨应坚持动物与人法律地位不能平等和坚持分类、分步实施的原则：反对极端的动物权利保护主义。与国际接轨应遵循我国相关法规、规定，采取符合我国国情的分类逐步实施的原则，反对盲目效法和崇洋媚外的各类激进的做法。

三、腹腔镜动物实验技术培训

腹腔镜外科用于实验动物的目的是通过在动物身体上开展微创手术操作，以达到训练手术人员的技能、研究适于微创手术医疗器械和开展微创手术方法研究。活体动物实验一般选用家猪为实验对象，尽管动物模型的解剖与人体存在差异，但这种方法可以真实模拟

人体组织的弹性以及对分离、解剖、止血、缝合等各种操作的训练。其缺点是费用较高，需要活体动物实验室，同时涉及伦理问题，这导致很多学员没有机会在动物模型上进行腹腔镜训练。但是腹腔镜动物实验仍是最接近真实手术条件的训练模式。

（一）术前准备

1. 制订手术方案

在进行腹腔镜动物实验手术操作前，首先应制订完整的工作计划、手术方案及应急预案，以保证实验过程有计划、有秩序地进行，减少手术中的失误，从容应对手术过程中可能出现的各种问题和意外。手术计划的主要内容应该包括：①手术人员的分工；②药品和手术器械的准备及麻醉种类的选择；③腹腔镜手术设备的准备、手术通路的建立及手术进程；④术前准备事项，如禁食、导尿、胃肠减压等；⑤手术方法及术中注意事项；⑥可能发生的手术并发症以及预防和急救措施；⑦术后护理、治疗及管理；⑧腹腔镜动物实验术后的过程反馈。

2. 动物及手术人员准备

腹腔镜手术前应对动物进行禁食处理，以避免由于动物麻醉引起胃内容物反流被吸入气管导致的窒息，此外消化道手术术前要求排空肠内容物。术前禁食时间长短根据手术性质而定，从 24 ～ 72 小时不等。为了提高实验动物对手术的耐受能力，防止动物在手术操作中体液流失过度，应对动物进行输液纠正。在进行胃肠道手术时，为了防止手术中污染而引起腹腔感染，应在补液时加入抗生素。

在进行腹腔镜动物实验前，动物实验室应完成充分的准备（图 15-1），术者应常规进行严格的刷手消毒。消毒完毕后用无菌巾拭干后穿手术衣。穿手术衣时用两手拎起衣领部，放于胸前将衣服向上抖动，双手趁机伸入上衣的两袖内，助手协助手术人员在背后系上衣带，然后戴无菌手套，双手放在胸前轻轻举起妥善保护手臂，准备进行手术。

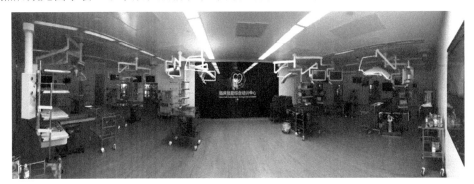

图 15-1　腹腔镜动物实验准备

（二）腹腔镜动物实验技术操作

腹腔镜动物实验是进入临床操作前的最后培训，其培训目的是对已经掌握腹腔镜基本技能的学员通过动物实验，体验实体动物的操作过程。在腹腔镜动物实验中学员应充分了解如何进行术前准备、腹腔镜视野的显露及转换、不同手术的详细步骤和方法，让学员掌握腹腔镜术野的显露、组织分离、止血、缝合、引流管的放置等训练，同时进一步训练手眼脑的协调能力，进一步为临床手术打下坚实的基础。

1. 安全入路技术培训

在腹腔镜动物实验中，入路的选择是最基本的步骤，但必须强调的是在腹腔镜所有的并发症中，约 5% 是放置穿刺器所造成的体内脏器的医源性损伤。大部分损伤与盲穿第一个穿刺器或气腹针有关，与封闭式入路技术相比，开放式入路能显著减少穿刺并发症，并且比使用气腹针安全。因此在动物实验时仍要强调与穿刺相关的并发症。

手术穿刺孔位置通常由手术类型和外科医生偏好来决定。为了使腹腔镜检查期间获得最佳的视觉效果，穿刺器套管通常以三角方式放置，称为三角剖分。手术区域应在距离穿刺器光源 15 ～ 20cm 的弧形中，位于光源穿刺器套管两边 5 ～ 7cm 处。如果需要，回收穿刺孔可以放置在相同的弧形中，但应更靠外侧，以避免器械"打架"。

2. 术野显露

良好的术野显露可使手术顺利进行，术野显露不好，则容易发生意外损伤。充足的气腹、合适的体位、选择良好的腹腔镜镜头、牵引器的使用及空腔脏器的排空是获得良好术野显露的必要条件。暴露手术视野后，保持手术视野清洁和正确的解剖层次是十分必要的。在腹腔镜手术中只有进入到正确的解剖层面，才能减少副损伤和出血。

在术野的显露中，要充分理解大牵拉和小牵拉的概念。大牵拉是指一个大器官的牵拉，如结肠、膀胱、网膜等。一般通过腹腔镜抓钳完成。这一结构通常被抓起、移动，并保持在使手术区更容易分离的位置。抓钳一般保持在手术视野以外的位置，因此要小心避免损伤被抓持的器官。小牵拉是指在手术区域保持适当的张力，这样有利于能量器械更好地分离。分离是在腹腔镜直视下进行的，任何器械都能使组织保持张力，以上操作初学者应在腹腔镜动物实验中进行反复练习、反复体会。

3. 分离、止血技术培训

使用抓钳进行分离训练时应可以练习触觉和视觉反馈，同时根据不同的手术选取恰当的抓钳，如处理肠管时使用无损伤肠钳。在靠近大血管和重要脏器的部位，不宜使用电分离，以免损伤重要器官，但可以使用钝性分离。分离方法可用分离钳撕裂开和撑开脂肪组织、结缔组织或粘连组织，分离时注意用力适当，解剖清楚，动作准确（图 15-2）。

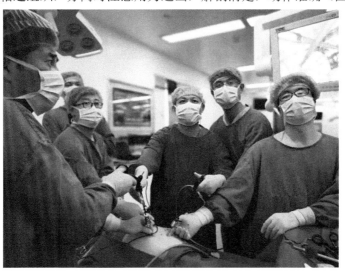

图 15-2　练习分离止血技术

止血仍然是外科手术的基石，是外科手术中的核心原则，在腹腔镜动物实验的训练过程中，应谨记预防胜于治疗，而以下一些原则可帮助学员在腹腔镜操作中养成良好的止血意识和技术：①在腹腔镜手术区域内随时保持图像清晰；②在做精细操作时，尽量避免钝性分离组织结构；③切割前电凝；④切割组织结构时应裸化血管；⑤切割前避开或结扎血管结构。

当发生出血时，应遵循以下明确的逻辑过程，以确保方便有效地进行处理：①目视辨认出血区域，不要移动和退镜。②使用大口径吸引装置。冲洗会掩盖视野，应谨慎使用。可以将小纱条置入腹腔内进行填塞止血。③一旦明确出血点，可以使用无创分离钳来控制出血。④必要时增加更多的穿刺孔。⑤只有在清楚地识别和解剖出血的血管后，才能放置止血钳或夹子控制出血。⑥通过吸引器冲洗重新评估出血情况。⑦如果止血仍不成功，考虑中转行开腹手术。

4. 能量器械正确使用培训

腹腔镜手术的发展离不开能量器械的更新，在进行腹腔镜动物实验过程中，导师向学员讲解电外科的基础知识非常重要（图 15-3）。有调查显示，对于能量器械，许多外科医师知道如何实际应用，但是不了解其具体作用机制，而缺乏安全使用能量器械设备的知识增加了手术并发症的风险。渡边（Watanabe）等通过多中心横断面研究表明，外科医师在安全、有效使用能量器械设备方面存在知识差距，与外科手术经验无关。为了解决这一问题，SAGES 成立了"外科能量的基本使用"（FUSE）的网络教学课程，目的在于促使外科医师更安全使用能量器械。

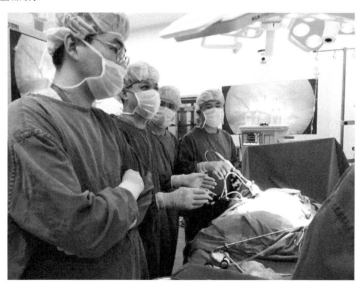

图 15-3　能量器械的使用

使用电刀是腹腔镜手术中不可回避的问题，在腹腔镜动物实验中，单极刀头必须始终保持在视野范围内，如果刀头在视野范围外，设备在不慎激活时可能会造成无意的损伤，而激活的刀头都有可能造成外科医生意识不到的迟发性并发症（如损伤肠管、输尿管、血管或神经等）。使用电钩时应逐层分离，并在直视下进行组织分离。超声刀是腹腔镜手术中广泛使用的能量器械，与传统单极和双极电刀相比，该设备除了可以减少横向热扩散，还有利于缩短解剖时间。但是，更重要的是让学员知道超声波装置产生的热量（特别是在超声刀尖端）可能造成组织的热损伤。

5. 缝合技术培训

缝合技术是腹腔镜手术中必备的技术技能，体内缝合和打结仍然是腹腔镜手术中最难掌握和最复杂的技术之一。缝合技术需要学员在模拟器上不断练习和掌握，然后应用于腹腔镜动物实验中，这样可以缩短手术时间。学者 Bansal 等研究发现，标准的腹腔镜技能培训能显著提高腹腔镜下的缝合技能，有助于缩短学习曲线。同时 Sleiman 等也报道，欧洲学院腹腔镜培训和缝合测试（SUTT）能显著提高手术医生的腹腔镜下操作技能。正确、大量的腹腔镜模拟训练可以提高学员的熟练度，增强自信心，从而更加从容地面对腹腔镜手术。在进行腹腔镜动物实验时，应向学员讲解缝合基本要求及注意事项：①缝合方式有间断缝合、连续缝合、内翻缝合、"8"字缝合、荷包缝合等；②不同缝合方式的应用与选择；③缝合操作规范等。在导师指导下进行腹腔镜下缝合，经过一段时间和例数的积累，腹腔镜下缝合技术逐渐成熟，可以顺利完成各种类型的缝合，经过这种阶梯式的训练，再独立进行手术。

6. 标本的取出

标本取出力求过程顺利，避免延长手术时间，同时要避免炎症或恶性肿瘤标本污染伤口，造成炎症或恶性肿瘤种植，轻者增加动物痛苦，重者使疾病不能治愈。标本的取出可经套管直接取出或扩大戳孔取出标本和用标本袋取出标本。

7. 冲洗和吸引

腹腔镜手术中，对于术野和腹腔内的积血和积液，应及时吸出，术毕要认真冲洗手术部位，并彻底吸出冲洗液，其意义为保持术野清晰度、防止腹腔内感染和减少并发症的发生。

8. 引流管的放置

对于术中污染较重的病例，或有可能发生消化道瘘的病例，或手术创面较大致渗血较多者，手术结束应放置引流管。

9. 腹腔镜探查

腹腔镜手术必须在术前和术毕进行全面探查腹腔：①术前探查：当穿刺好主套管，置入腹腔镜后，就应全面探查腹腔。②术毕探查：腹腔镜手术完毕后，应再次全面、仔细地探查腹腔 1 次。

10. 腹部戳孔的处理

腹腔镜手术完成后，在监视器荧屏的监视下，依次逐一拔除套管鞘，观察拔除工作套管鞘后各戳孔有无出血，有无大网膜或脏器疝入戳孔。主套管最后拔除，拔除主套管时要放净腹腔中的 CO_2 气体。10mm 以上的戳孔应逐层缝合腹膜、肌膜和皮下组织，避免日后形成戳孔疝，通常 5mm 以下的戳孔可不需逐层缝合。

参考文献

程陶然. 2019. 微创外科手术技能培训[M]. 长沙: 中南大学出版社.

秦川. 2015. 实验动物学[M]. 第 2 版. 北京: 人民卫生出版社.

Emam TA, Cuschieri A. 2003. How safe is high-power ultrasonic dissection?[J]. Ann Surg. 237(2): 186-191. doi: 10.1097/01. SLA.0000048454.11276.62. PMID: 12560776; PMCID: PMC1522135.

Hanna GB, Shimi SM, Cuschieri A. 1998. Task performance in endoscopic surgery is influenced by location of the image display[M]. Ann Surg. 227(4): 481-484. doi: 10.1097/00000658-199804000-00005. PMID: 9563533; PMCID: PMC1191300.

Joice P, Hanna GB, Cuschieri A. 1998. Ergonomic evaluation of laparoscopic bowel suturing[J]. Am J Surg. 176(4): 373-378. doi: 10.1016/s0002-9610(98)00202-5. PMID: 9817259.

Katz R, Nadu A, Olsson LE, et al. 2003. A simplified 5-step model for training laparoscopic urethrovesical anastomosis[J]. J Urol. 169(6): 2041-2044. doi: 10.1097/01.ju.0000067384.35451.83.

Madani A, Jones DB, Fuchshuber P, et al. 2014. Fundamental Use of Surgical Energy™ (FUSE): a curriculum on surgical energy-based devices[J]. Surg Endosc. 28(9): 2509-2512. doi: 10.1007/s00464-014-3623-6.

Pérez-Duarte FJ, Sánchez-Margallo FM, Díaz-Güemes Martín-Portugués I, et al. 2012. Ergonomía en cirugía laparoscópica y su importancia en la formación quirúrgica [Ergonomics in laparoscopic surgery and its importance in surgical training][J]. Cir Esp. 90(5): 284-291. Spanish. doi: 10.1016/j.ciresp.2011.04.021. Epub 2011 Jun 23. PMID: 21703603.

Sankaranarayanan G, Resapu RR, Jones DB, et al. 2013. Common uses and cited complications of energy in surgery [J]. Surg Endosc. 2013, 27(12): 4758. Surg Endosc. 27(9): 3056-3072. doi: 10.1007/s00464-013-2823-9.

Watanabe Y, Kurashima Y, Madani A, et al. 2016. Surgeons have knowledge gaps in the safe use of energy devices: a multicenter cross-sectional study[J]. Surg Endosc. 30(2): 588-592. doi: 10.1007/s00464-015-4243-5.